高等职业教育新形态系列教材

民航客舱救护

Civil Aviation Cabin Rescue

主　审　　徐国立　　欧阳志广

主　编　　汪武芽　　黄　华

副主编　　甘　萍　　殷秋君　　张宗亮

　　　　　赖　玮　　严雅萍　　夏灵盼

参　编　　何明清　　郑启鸿　　秦　菲

　　　　　刘　玮　　杨　迪　　邹丽君

　　　　　邱柏青　　朱莹莹

北京理工大学出版社
BEIJING INSTITUTE OF TECHNOLOGY PRESS

内 容 提 要

本书以空中乘务专业和空中安全保卫专业在校生为对象，系统讲授了客舱救护技术以及空勤人员必须掌握的一般医学常识，结合民航乘务员国家职业标准中有关应急医疗处置的各级乘务员技能要求，针对性较强，涵盖范围全面。全书共分为八个模块，主要包括客舱救护简介、客舱救护技能、民航常见疾病急救、外伤现场救护、烧伤/烫伤急救、常见传染病防治、空勤人员航空性疾病防范、客舱空勤人员卫生保健等内容。

本书内容丰富、结构合理、明晰易懂，适用于高等院校和职业院校空中乘务等专业使用，也可供民用航空企业相关人员参考。

图书在版编目（CIP）数据

民航客舱救护 / 汪武芽，黄华主编. -- 北京：北京理工大学出版社，2021.11（2022.3重印）
ISBN 978-7-5763-0762-7

Ⅰ.①民… Ⅱ.①汪… ②黄… Ⅲ.①航空航天医学－救护－高等学校－教材 Ⅳ.①R851.4

中国版本图书馆CIP数据核字（2021）第261002号

出版发行 / 北京理工大学出版社有限责任公司
社　　址 / 北京市海淀区中关村南大街5号
邮　　编 / 100081
电　　话 / （010）68914775（总编室）
　　　　　（010）82562903（教材售后服务热线）
　　　　　（010）68944723（其他图书服务热线）
网　　址 / http://www.bitpress.com.cn
经　　销 / 全国各地新华书店
印　　刷 / 河北鑫彩博图印刷有限公司
开　　本 / 787毫米×1092毫米　1/16
印　　张 / 14.5
字　　数 / 274千字
版　　次 / 2021年11月第1版　2022年3月第2次印刷
定　　价 / 45.00元

责任编辑 / 李　薇
文案编辑 / 李　薇
责任校对 / 周瑞红
责任印制 / 边心超

安全是最基本的条件，虽说飞机是所有交通工具中安全系数最高的，但如果我们能够避免人为因素造成的事故，那我们的安全就会更上一层楼。飞行过程中保证飞机客舱的安全是飞机乘务员的重要职责之一。以前我们把乘务员叫作空中服务员，之后改为客舱机组人员，现在我们称为安全保障人员。从称呼上就可以看出，国际民航组织对空乘的定位越来越准确化。空乘人员不仅是为旅客提供服务，关键时刻，还要为了乘客的安全肩负责任。

“民航客舱救护”课程是空中乘务专业开设的以职业技能训练与理论知识相结合为宗旨的实践教学环节。主要针对空中乘务员等服务岗位开设，加强学生对民航客舱救护的了解及其技能的掌握，并且，对空中乘务工作有一个崭新的认识，培养学生相关专业能力，提高综合素质，从而更好地胜任未来工作。

本书根据高等院校教育培养目标和教学要求，针对高等院校空中乘务专业进行编写。本书编写时对基本理论的讲授以应用为目的，教学内容以必需、够用为度，力求体现应用型教育，注重职业能力培养的特点。为更加突出教学重点，每个任务均设置了知识目标、能力目标、素养目标和案例导入，对本模块内容进行重点提示和教学引导；文中还穿插了大量的拓展阅读和职场小贴士，对相关内容和重点进行解析；模块小结以学习重点为依据，对各模块内容进行归纳总结；各模块后均设置课后实训，更深层次地对学习的知识进行巩固。本书资料丰富、内容翔实，有较强的针对性与实用性。

本书由江西交通职业技术学院汪武芽、浙江育英职业技术学院黄华担任主编，江西现代职业技术学院旅游与航空学院甘萍、殷秋君、张宗亮、赖玮，浙江育英职业技术学院严雅萍、夏灵盼担任副主编，江西现代职业技术学院旅游与航空学院何明清、郑启鸿、秦菲、刘玮、杨迪、邹丽君、邱柏青、朱莹莹参与编写。由南昌航空大学徐国立、江西现代职业技术学院欧阳志广分别负责专业及思政方面的主审工作。

本书在编写过程中，参阅了国内同行的多部著作，部分高职高专院校的老师也提出了很多宝贵的意见供我们参考，在此表示衷心的感谢！由于编写时间仓促，编者的经验和水平有限，书中难免有不妥和错误之处，恳请读者和专家批评指正。

编　者

为了给相关专业的院校师生提供更多增值服务，我们还特意开通了"建艺通"微信公众号，负责对教材配套资源进行统一管理，并为读者提供行业资讯及配套资源下载服务。如果您在使用本教材过程中，有任何建议或疑问，可通过"建艺通"微信公众号向我们反馈。

"建艺通"微信公众号

PREFACE

目 录

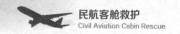

模块三
民航常见疾病急救

055

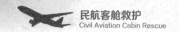

模块七
空勤人员航空性疾病防范
165

模块八
客舱空勤人员卫生保健
195

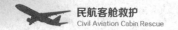

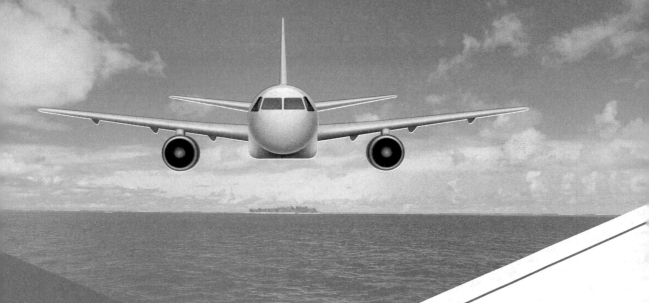

客舱救护简介
（PPT）

模块一

客舱救护简介

 知识目标

1. 了解高空缺氧、低气压、温湿度、辐射环境、加速度、噪声、臭氧及航空毒物对人体的影响；

2. 明确客舱救护的原则与程序。

 能力目标

能够明确客舱救护的基本原则与程序，了解民航服务人员工作环境及其对人体造成的影响。

 素养目标

1. 会查阅相关资料，并进行分类与整理；

2. 善于制订学习计划，并按计划实施学习，具有扎实的理论知识基础；

3. 具有耐心、细致、专业、敬业的职业素养。

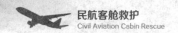

案例
导入

　　很多乘飞机的旅客在飞机起飞和降落的瞬间，感到耳痛、耳胀、耳鸣等不适症状，医学上称其为航空性中耳炎，它与急性中耳炎不同，无感染，不需要采用抗生素进行治疗。航空性中耳炎是由于气压迅速改变，鼓室内外气压不能平衡而引起的中耳、内耳前庭及耳蜗损伤，是飞行活动中的常见病、多发病，严重影响飞行，临床上因航空性中耳炎而导致停飞者占耳鼻喉科疾病停飞人数的22.4%，占整个医学停飞人数的2.2%，所占比例较高。

　　因航空环境改变导致的人体不适很多，除航空性中耳炎外，还包括航空性鼻窦炎、高空胃肠胀气、高空减压病等。因此，民航服务人员有必要了解航空环境对人体的影响，并能够在旅客突发身体不适时为其提供帮助。

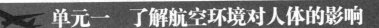

单元一　了解航空环境对人体的影响

　　航空环境是指飞行机组驾驶航空器在空中活动时的大气环境及飞机座舱内的人工环境。对飞行安全与乘客健康有影响的主要是航空环境中的物理因素（如大气压、辐射、温度、湿度等）和化学因素（如航空毒物、臭氧等）。

一、高空缺氧对人体的影响

　　高空缺氧又称低压性缺氧，是指人体暴露于高空低气压环境里，由于氧气含量少而导致的生理机能障碍。缺氧与高度有着密切的关系，随着高度增加，由于大气压力下降，大气中的含氧量下降。大气中和肺泡空气中氧分压相应地随之下降。由于肺泡空气中氧分压减少，单位时间内肺泡输送给血液的氧气减少，引起动脉血液氧分压下降，这样，氧气由血液输送给组织的速度和数量减少，这就造成对组织供氧不足而发生高空缺氧。多数人在4 000米高度以上就会出现缺氧症状，到5 000米会轻度缺氧，6 000米以上会严重缺氧，突然升到8 000米时，人的工作能力一般最多能保持4分钟（有效意识时间）；在1万米的高度保持约1分钟；当升到1.4万米时，只能维持12～15秒。

　　高空缺氧以爆发性高空缺氧和急性高空缺氧为多见。爆发性高空缺氧是指发展非常迅速、程度极为严重的高空缺氧，常在气密座舱迅速减压、座舱增压系统失灵、呼吸供氧突然中断等情况下发生。人体突然暴露于稀薄空气中，出现氧的反向弥散（肺泡氧分压迅速降低，形成混合静脉血液中的氧向肺泡中弥散），身体代偿机能来不及发挥作用，突然发生意识丧失。

　　急性高空缺氧是指在数分钟到几小时内人体暴露在低气压环境中引起的缺氧，多见于舱压降低和供氧不足。症状随高度和暴露时间而异，如头昏、视力模糊、情绪反应异常等。情绪反应异常常会使飞行员丧失及时采取措施的时机。根据人体在各高度上吸空气和吸纯氧的生理等值高度上发生的缺氧反应对工作能力的影响，可分为轻度、中度、重度。

　　高空缺氧对人体的神经、心血管、呼吸、消化等系统均有不同程度的影响。其中，对中枢神经的影响尤为明显。在人体组织中，大脑皮层对缺氧的敏感度极高，氧气供应不足，首先影响大脑皮层，此时人会出现精神不振、反应迟钝、想睡觉等症状，定向力、理解力、记忆力、判断力减弱，注意力也不能很好地分配和转移；也有的人在缺氧开始时，会出现类似轻度醉酒的欢快症状，表现为兴奋、多话、自觉愉快等；随着缺氧程度

3

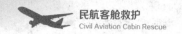

的加重，高级神经活动障碍越来越明显，最终可导致意识丧失。

氧气供应不足时，人体通过呼吸加快、加深，心跳增快，心搏每分钟的输出量增多，血液中红细胞增加等一系列代偿作用，借以克服和减轻缺氧对身体的影响。但是，这种代偿作用是有一定限度的，而且与人的体质强弱和高空耐力有很大关系。一般来说，在4 000米以上时，体内的代偿功能不足以补偿供氧不足的影响，就会出现各种缺氧症状。

缺氧对消化系统的影响是胃液分泌减少，胃肠蠕动减弱，因此，食物的消化不能像在地面上那样容易。缺氧还会影响视觉功能，一般当上升到1 500米高度时，视觉功能开始下降，特别是在夜间低照度下飞行，影响就更加明显。

根据实验证明，飞行员夜间视力，在1 200米高度会下降5％，1 500米高度下降10％，3 000米高度下降20％，4 800米高度下降40％，且随着高度的持续递增，缺氧加剧，夜间视力下降明显。

职场小贴士

缺氧的防护措施

（1）机组人员应熟悉各种缺氧的高度、主要表现、供氧装置的正确使用，以及发生爆发性或急性高空缺氧时的处置方法等。

（2）应按飞行座舱不同高度合理用氧，增压舱飞机驾驶员须按该机型飞行手册的规定用氧。如增压舱失密，在10～13.5千米应使用纯氧，13.5千米以上则加压供氧。

（3）每次飞行前应检查机上氧气装置及密封增压系统的完好程度、氧气数量和质量，按照氧气设备的使用规定用氧。

二、高空低气压对人体的影响

在一定范围内，高度越高，空气压力越小。例如，在5 700米的高度，大气压只有地面空气压力的一半；在1万米的高度，大气压约为地面的1/4。气压变低会对人体产生多种影响。低气压对人体的影响主要表现为缺氧、减压病和胃肠胀气。

（1）缺氧。物理学指出，混合气体中气体的分压力与混合气体中该气体的含量百分比有关。据此，大气中氧分压可用下式计算：

$$pO_2 = pH \times (O_2/100)$$

式中　pO_2——大气中的氧分压（帕斯卡）；

　　　pH——在高度H上的大气压力（帕斯卡）；

　　　O_2——大气中氧气的含量（体积百分比）。

生理学研究指出，在 4 000 米高度以下，人体对氧分压降低是能补偿的；而在 4 000 米以上，人仅呼吸空气已不能维持正常需要，会出现不同程度的缺氧症状。

（2）减压病。环境空气压力的急速改变，可以使人体的封闭腔和半封闭腔内造成压差，从而使中耳及肠胃内产生疼痛的感觉。当高度超过 8 000 米时，会感到关节、肌肉疼痛，这是由于氮分压下降，肌体内的一部分氮气开始以气泡形式排出，压迫了肌肉、骨骼、脂肪组织的神经末梢，从而引起疼痛的感觉。另外，人体内含有 70% 的水分，而水的沸点随外界大气压降低而降低。外界大气压力为 6.266 千帕时，水的沸点为 37 ℃。当人体上升到 19 千米的高空（相当于外界大气压力为 6.266 千帕）时，由血液开始一切体液都发生汽化或产生气泡，从而产生浮肿出血现象，这种现象叫作体液沸腾。这与打开汽水瓶盖，气泡从水中冒出来的道理相同。气泡堵塞血管或压迫神经而产生一些特殊的症状，这就是所谓的高空气体栓塞症，或称减压病。大气压力的变化还可以对人体产生一些其他影响。例如，当飞行员驾驶飞机由高空返回地面时，由于气压的逐渐增高产生"压耳朵""压鼻子"的现象，以致发生"航空性中耳炎"及"航空性鼻窦炎"。轻时，感到耳胀、耳痛、耳鸣、听力减退；严重时，可引起鼓膜破裂和中耳充血，出现头痛、眼胀、流泪、流涕或鼻出血等。

（3）胃肠胀气。气压降低可以使人的胃肠胀气。通常情况下，人体胃肠道内约含有 1 000 毫升气体，这些气体 80% 是吞咽进去的，20% 是食物在消化过程中产生的。由波义耳定律可知：当温度保持一定时，气体的体积随着压力的降低而增大。飞行高度越高，大气压越低，人体胃肠内的气体膨胀就越明显。如在 5 000 米高度，大约膨胀两倍；在 1 万米，就可胀大 4 ～ 5 倍。当然，在气体膨胀时，人体可以不断地向外排出气体，但当胃肠功能不好或气体太多一时难以排出时，就会发生胃肠胀气，使胃肠壁扩张，产生腹胀、腹痛；严重时，可出现面色苍白、出冷汗、呼吸表浅、脉搏减弱、血压降低等症状。

三、气温及湿度对人体的影响

1. 气温对人体的影响

气温每时每刻都在影响人们的生活、工作及一切活动。气温低，会消耗体内细胞的储备。气温下降，在低温环境中，人体为了保持肌体的热量平衡，组织代谢加强，氧气的需要量增加。如果不能满足以上条件，则人体就会消耗体内细胞的储备，人体组织还会发生一些不良的反应。

气温低，人体血管容易变硬变脆，还会影响人体对营养的吸收。据联合国粮农组织的热量需求委员会调查，以外界气温比标准气温低 10 ℃为起点（温带地区的年平均气温），气温每升高 10 ℃时，人体对热量的摄

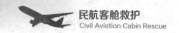

△△△
读书笔记

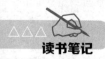

取量要增加 5%。由此可见，人体对热量的摄取量与气温的关系很大。另外，气温的高低还影响到人体对维生素、食盐的摄取量。

在对流层，随着高度的增加，气温逐渐降低，平均每上升 100 米，气温下降 0.65 ℃。当地面温度为 25 ℃时，在 5 000 米的高空，气温为 -7.5 ℃。在 1 万米的高空，温度则低到 -40 ℃。而在 $1.1×10^4 ～ 2.5×10^4$ 米的平流层，气温则恒定在 -56.5 ℃。现代飞机多在对流层和平流层活动，外面气温一般在 -55 ℃～ -40 ℃。低温给飞行带来一定的影响，即使有加温设备的座舱，时间长也可使座舱内的温度不均匀。低温会妨碍飞行人员的工作，寒冷可使手脚麻木，甚至疼痛和肢体寒颤，影响动作的准确性，严重时还可发生冻伤。另外，低温会使飞行人员的热量消耗增大，因此，空勤人员应多吃高蛋白的食物及豆类食品，及时补充人体所需。

2. 湿度对人体的影响

大气中的水汽含量随高度上升而逐渐减少。现在采用通风式增压舱飞机，利用外界的空气过滤加温加压无加湿。在高空飞行中，舱内空气非常干燥，相对湿度仅为 10%～ 30%（舱内理想湿度为 30%～ 50%，但很难达到），长时间飞行可出现口干和眼干现象，应多补充水分。

四、辐射环境对人体的影响

除气压、气温、湿度的改变外，影响人体健康的又一个航空环境因素为天然辐射和人工辐射。

1. 天然辐射环境对人体的影响

天然辐射主要是指太阳辐射和银河系宇宙辐射。

（1）太阳辐射包括两大类：一类是太阳经常性的电磁辐射，包括光和热辐射，叫作太阳电磁辐射；另一类是太阳粒子辐射，主要是太阳耀斑产生的辐射（太阳耀斑辐射）和太阳经常性的低能粒子辐射（太阳风），叫作太阳宇宙辐射。太阳宇宙辐射是从太阳表面喷射出来的高能带电粒子流，常在日面出现特大耀斑时发生（耀斑即太阳突然喷射大量质子的现象，又称为太阳质子事件），太阳耀斑对飞行安全和机组人员、旅客健康威胁较大，可诱发急性放射病。但可通过地面对太阳进行观测、人造卫星观测和机载宇宙辐射预警装置进行预报，而采取防范措施。一旦出现特大的太阳质子事件时，飞机应立即下降高度或暂停起飞。

（2）银河系宇宙辐射是指来自太阳以外银河系的高能粒子流。其是从宇宙空间进入大气层的，也是通常情况下大气层内的主要宇宙射线。一般所说的"宇宙线"就是指这一部分粒子辐射。银河宇宙线的强度以 20 000 米高度最大，自此以下急剧减弱。至地面减至最小值；其强度还与纬度有关，赤道上空宇宙线最弱，两极上空最强。根据研究数据证明，在飞机飞行的高度，机组人员和旅客所受到银河宇宙线的剂量均未超过国际规定的最大容许剂量标准。

2．人工辐射环境对人体的影响

人工辐射环境主要是飞机驾驶舱内的雷达设备所发出的微波及无线电设备所发出的高频电磁波。由于机载雷达和应答机及机上电台本身一般均有良好的屏蔽性且其功率都比较小，因此，不会对机组人员的身体健康造成伤害。

五、加速度对人体的作用和影响

作为机械运动的物体，如果按物体运动速度的变化情况来划分，可分为匀速运动和变速运动。人处于匀速运动状态时，是没有感觉的，而且匀速运动对人体也不会产生任何不良影响。例如，地球基本是在匀速运动中（赤道上的自转速度为 463 m/s，地球平均公转速度为 2.98×10^4 m/s），人类生存在地球上，感觉不到地球的运动。但是，人处于变速运动状态时，身体则会受到速度变化的影响。

物体速度变化的快慢用加速度描述。加速度是指速度的变化量同发生这种变化作用的时间的比值，单位为 m/s²。人在身体直立时能忍受（不受伤害）向上的加速度为重力加速度（$g=9.8$ m/s²）的 18 倍，向下为 13 倍，横向则为 50 倍以上。如果加速度值超过这一数值，会造成皮肉青肿、骨折、器官破裂、脑震荡等损伤。在飞行活动中，飞行人员经常处于加速度环境中，所以受加速度影响也就比较明显。

人在座位上能耐受的加速度极限见表 1-1。人经常处于变速运动状态，尤其是现代交通工具的速度不断提高，使人经常受到加速度的作用。人在短时间内受到的加速度作用值和延续时间见表 1-2。

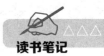

读书笔记

表 1-1 人在座位上能耐受的加速度极限表

运动方向	最大加速度 /（m·s⁻²）	时间限制 /s
后	45	0.1
前	35	0.1
上	18	0.04
下	10	0.1

表 1-2 人在短时间内受到的加速度作用值和延续时间表

运动工具	运动状态	加速度 /（m·s⁻²）	持续时间 /s
电梯	快速升降	0.1～0.2	1.5
	舒适极限	0.3	—
	紧急降落	2.5	
公共汽车	正常加速度减速	0.1～0.2	5
	紧急刹车	0.4	2.5
飞机	起飞	0.5	＞10
	弹射起飞	2.5～6	1.5
	坠落（不伤人）	20～100	—

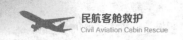

六、噪声对人体的影响

噪声级为 30～40 分贝，是比较安静的正常环境；超过 50 分贝，就会影响睡眠和休息。由于休息不足，疲劳不能消除，正常生理功能会受到一定的影响；噪声在 70 分贝以上，就会干扰谈话，造成心烦意乱，精神不集中，影响工作效率，甚至发生事故。长期工作或生活在 90 分贝以上的噪声环境，会严重影响听力和导致其他疾病的发生。

听力损伤有急性和慢性之分。接触较强噪声，会出现耳鸣、听力下降，但只要时间不长，一旦离开噪声环境后，很快就能恢复正常，这就是所谓的听觉适应。如果接触强噪声的时间较长，听力下降比较明显，则离开噪声环境后，就需要几小时，甚至十几小时到二十几小时，才能恢复正常，这就是所谓的听觉疲劳。这种暂时性的听力下降仍属于生理范围，但可能发展成噪声性耳聋。如果继续接触强噪声，听觉疲劳不能得到恢复，听力持续下降，就会造成噪声性听力损失，发生病理性改变，这种症状在早期表现为高频段听力下降。但在这个阶段，患者主观上并无异常感觉，语言听力也无影响，这种现象称为听力损伤；病情如进一步发展，听力曲线将继续下降，听力下降平均超过 25 分贝时，将出现语言听力异常，主观上感觉会话有困难，这种现象称为噪声性耳聋。另外，强大的声爆，如爆炸声和枪炮声，会造成急性爆震性耳聋，出现鼓膜破裂，中耳小听骨错位，韧带撕裂，出血，听力部分或完全丧失等症状。主观症状有耳痛、眩晕、头痛、恶心及呕吐等。

噪声除损害听力外，也影响人体其他系统。噪声对神经系统的影响表现为以头痛和睡眠障碍为主的神经衰弱症状群，脑电图有改变（如节律改变、波幅低、指数下降），植物神经功能紊乱等。对心血管系统的影响表现为血压不稳（大多数增高）、心率加快、心电图有改变（窦性心律不齐、缺血性改变）等。对胃肠系统的影响表现为胃液分泌减少、蠕动减慢、食欲下降等。对内分泌系统的影响表现为甲状腺功能亢进、肾上腺皮质功能增强、性机能紊乱、月经失调等。

七、臭氧对人体的影响

自然界中的臭氧（O_2）大多分布在距离地面 20 000～50 000 米的大气中，称为臭氧层。介于对流层和平流层之间。臭氧层是由于氧分子在太阳光中紫外线的光化作用下变成了臭氧而造成的。在距离地面 30 000 米左右的高度时其浓度最高。一方面臭氧层可以阻挡来自太阳的紫外线，使地球表面的生物免受过量紫外线的伤害；另一方面由于臭氧本身毒性很大，即使浓度很低，一旦吸入也会损伤呼吸道和肺部柔弱的黏膜，人若暴露在较高浓度的臭氧环境中可出现咳嗽、胸痛、头痛、呕吐症状，最终死于肺水肿（医用紫外线灯消毒会产生臭氧，可闻到臭氧味道）。

要正确认识臭氧对飞机上乘员身体健康的影响。平流层的下部，由于太阳紫外线作用于大气中的氧分子，使该层中不断重复着臭氧形成和破坏的过程。因此，在12 000米高度以下很少有臭氧存在，空气经飞机压缩机加热至较高温度，其中臭氧被分解掉，而且目前运输机的飞行高度正处于臭氧层的下缘，因此，进入机舱内的空气中的臭氧浓度均在允许范围内。

八、航空毒物中毒对人体的影响

飞机座舱内可能出现的有害物质包括发动机废气，电器设备（发电机、变压器、蓄电池）及其热分解产物，机械用液（液压油、冷却剂、防冻液）的喷雾，灭火器中的化学物质及货物中的有害物质，飞机喷洒的有毒农药，飞机失火时的燃烧毒物、臭氧等。

航空服务人员应加强对前述容易产生有害气体的设备和系统的检修，控制有害气体的来源。当飞行中机组成员和乘客突然出现头痛、头晕、刺眼、刺鼻、恶心等症状，又无其他原因解释时，应考虑到航空毒物中毒的可能，快速戴好氧气面罩吸纯氧。

拓展阅读

常见的有毒气体

（1）一氧化碳。一氧化碳主要来自燃油废气、润滑油及电器设备绝缘物的热分解产物；有利用发动机废气进行加温的飞机，废气可能污染座舱。一氧化碳中毒的主要症状就是缺氧，如头痛、头晕、潮红、大汗、恶心、昏迷，甚至脑水肿等。

（2）二氧化碳。二氧化碳主要来自化学灭火剂，运输鲜货保持低温的干冰（固体二氧化碳）挥发进入座舱。二氧化碳中毒的主要症状有呼吸快速而深、有窒息感、头痛头晕等。

（3）醛类。喷气式飞机座舱中常见的有害气体是润滑油的热分解产物，即刺激性很强的丙烯醛和甲醛，刺激眼、鼻黏膜，引起疼痛，流泪，影响视力。

（4）航空燃料。航空煤油和航空汽油均为碳氢燃料，其蒸气浓度高时有中毒和爆炸双重危险。急性中毒时会出现头痛、眩晕、恶心、兴奋、口干等症状，严重时可发生意识丧失。

读书笔记

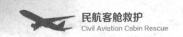

单元二　明确客舱救护的原则与程序

一、客舱救护的原则

乘务员在客机上处理突发情况时，不是诊断旅客的病情或进行预先治疗，而是提供必要的、基本的急救，直到专业医务人员赶到。因此，乘务员有必要掌握基本的急救常识。

客舱救护的基本原则如下：

（1）机组人员应该反应迅速、判断准确、处理及时，保持团结协作。

（2）机舱是特定的空间，急救时应提供安全、舒适且相对安静的救生环境，不要让其他旅客围观。

（3）不要随意移动旅客，保持最适合其病情或伤害的位置。

（4）提供急救时，要注意观察旅客的生命体征（呼吸、脉搏、体温、血压等）。

（5）确认自称医生的旅客身份。

（6）机载应急医疗设备应当由经训练的机组成员或在专业医疗人员指导下使用。

（7）不得进行皮下注射。

（8）为旅客提供医疗物品或药品时，需要签订相关行政文件。

（9）当不能及时得到专业医疗人员的指导，或伤病旅客不愿签署相关行政文件或意识丧失时，可由伤病旅客同行人或两名以上客舱机组成员在相关行政文件上记录和签字，有旅客自愿作证的也可以同时签字。

（10）讨论病情时避开伤病旅客及周围旅客，谢绝旅客中的新闻媒体代表的采访。

（11）乘务员不得让伤病旅客单独与护士或其他医务人员待在一起。

（12）及时报告机长。

二、客舱救护的程序

典型案例

"尊敬的各位旅客，因机上一名旅客身体不适需要紧急救治，我们的飞机需要在北京大兴国际机场紧急降落，感谢您的理解和配合。" 2021 年 6 月 8 日，由成都飞往长春的南航 CZ6442 航班飞行途中，客舱中响起了机长广播。此时，机上一名旅客昏迷不醒，情况危急。

当日16时30分，CZ6442航班在飞行途中，南航吉林分公司当班乘务长张××接到乘务员报告，机上前舱31排J座旅客反映身体不适，呼吸困难。乘务长立即赶到旅客身边，此时该旅客家属请求乘务组为旅客吸氧，乘务组第一时间启用氧气瓶为旅客吸氧，几分钟后发现旅客已不能自主呼吸，大声呼喊也没有回应，家属反映旅客已摸不到脉搏。

情况紧急，16时37分，张××立即将客舱内情况向当班机长李××报告，同时安排乘务员通过机上广播寻找医生。乘务组、安保组协助家属将旅客就近转移到飞机前服务间，为患病旅客实施心肺复苏。随后，机上一名医生旅客随乘务员来到旅客身边，接替乘务长进行心肺复苏。不久，旅客逐渐恢复意识，但时而清醒时而昏迷，脉搏呼吸微弱，血压低，身体冰冷，医生建议尽快落地救治。

机上救治过程中，医生经过评估，建议旅客尽量保持清醒，不要昏迷。在保证飞行安全的前提下，客舱乘务组始终守护在旅客和家属身旁，不间断地呼唤旅客，同时将飞机上的毛毯为旅客盖上，保持体温。时间一分一秒地过去，从16时37分开始，一声、两声、三声……伴随着乘务组、家人、医生的不断呼唤，旅客的生命体征逐渐恢复，一度冰冷的四肢逐渐有了温度。

此时，当班机长李××始终与乘务组和空管部门保持密切联系，了解并通报机上情况。机组决定就近备降北京大兴国际机场，飞行机组与空管塔台联系，申请最快航路，联系地面提前准备好救护车，做好相关准备工作，为救治旅客争取宝贵时间。

17时27分，在各保障单位的通力配合下，CZ6442航班平稳降落在北京大兴国际机场。17时36分，飞机第一时间顺利滑入停机位。机场医护人员立即上机进行急救检查，乘务组、地服人员配合医护人员将旅客抬下飞机，旅客第一时间乘急救车前往医院救治。

"尊敬的各位旅客，我们再次为航班延误向您致歉，感谢您的理解和配合，也感谢您在这次与时间赛跑过程中的一路相伴。"护送患病旅客下机后，乘务长张××在客舱广播中动情地说。客舱内的旅客纷纷竖起了大拇指，为机组成员点赞。

18时38分，经过短暂停留准备，CZ6442航班再次从北京大兴国际机场起飞，并于20时04分顺利抵达长春龙嘉国际机场。当晚，南航工作人员与旅客家属取得联系，确认旅客经过检查治疗后已转危为安。

读书笔记

1．客舱救护处置程序

（1）严重事件和疾病的处置程序。

1）立即通知机长并给出下列信息：

①旅客症状，包括有无知觉。

②旅客的姓名、性别、年龄和地址。

③旅客的目的地。

④着陆前通知地面有关部门，着陆后需要的医务帮助种类。

2）广播寻求医疗协助。

3）观察生命体征，使病人尽量舒适。

4）准备好急救设备，在医疗人员未到之前或机上无医疗人员时，按急救箱内所附的"急救指导"进行急救，根据情况决定是否给病人吸氧。

5）使用应急医疗物品（除体温计、血压计外），需要旅客本人或同行者签署相关行政文件。

6）为休克、昏迷患者提供急救。

7）尽快转送至地面抢救治疗。

8）记录该事件，寻找证人。

（2）轻微事件和疾病的处置程序。

1）在飞机抵达前，通知机场方面旅客的目的地及身体状况。

2）经机长同意，寻找证人，记录该事件。

2．救护过程中的自我保护

乘务员在进行客舱救护的过程中应注意自我保护。具体如下：

（1）注意保护自己和旅客。

（2）避免皮肤或嘴巴直接接触血液和伤口等。

（3）使用机载卫生防疫包中的相关物品进行自我保护。

（4）戴上口罩，做好隔离防护。

（5）使用机载卫生防疫包中相关物品进行消毒处理。

（6）提供急救措施后应尽快洗手。

拓展阅读 ///

应急救护的意义

应急救护也称为现场救护，是院前急救的重要组成部分。突发伤病现场情况复杂多变，缺乏专业人员及救护材料，一些严重的伤病情往往在数分钟内就会危及患者的生命。

学习应急救护技能的重要意义如下：

（1）自然灾害、事故伤害、突发疾病等随时都有可能发生，当人们的生命受到威胁时，很多患者由于没有得到及时、正确、有效的现场救护而丧失生命或导致终身残疾。

（2）为使患者能在专业人员没有到达的这段"抢救真空"时段得到救护，增强自我保护意识，提高人们自救与互救的能力，应急救护就显得尤为重要。学习应急救护技能，能够在患者发病的第一时间采取有效的救护措施，保护生命健康，减轻痛苦，减少伤残，降低死亡。

职场小贴士

不适于乘机的伤病类型

乘坐民航班机时，凡有以下三类伤病情况者不适于乘机：

（1）易危及自身和他人健康与安全的疾患。

1）一般体质状况太差或处于濒死状态者。

2）各种传染病和令人厌恶的皮肤病者。

3）怀孕超过9个月（36周），预产期在四周之内，或预产期不确定但已知为多胎分娩或预计有分娩并发症的孕妇，航空公司不予接受购票乘机。怀孕超过8个月（32周）不足9个月（36周）的健康孕妇，没有乘机前72小时内由县级（含）以上医疗单位提供盖章和该院医生签字的《诊断证明书》与未经航空公司同意者不可乘机。

4）各航空公司一般不承运出生不足14天的婴儿和出生不足90天的早产婴儿。

5）行为失调的精神病病人。

（2）易受高空缺氧影响的疾患。

1）严重贫血，血色素低于标准值的50％者，或红细胞低于$(2.5 \sim 3) \times 10^{12}$/L。

2）发病后不到6周的心肌梗死（无并发症者发病后未满3周）或充血性心力衰竭者。

3）严重高血压伴有并发症者。

4）颅内高压，有脑血管意外危险者。

5）经治疗仍难以控制的癫痫、严重哮喘、肺炎和支气管扩张、急性肺水肿者等。

（3）易受气压降低而导致体腔内气体膨胀的疾患。

1）10天内做过胃肠道手术或胸腔手术不到20天者。

2）7天内曾做过人工气胸、气脑造影者。

3）空洞型肺结核、肺气肿者。

4）胃溃疡出血或咳血者，未超过3周。

5）肠梗阻极有可能发生嵌顿性疝气者。

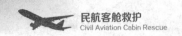

6）严重的中耳炎和副鼻窦炎影响咽鼓管通气功能者，中耳炎手术未愈者。

如旅客隐瞒病情不报，在途中出现意外，一切后果由本人负责。

小结

客舱救护的目的不是诊断旅客的病情或进行预先治疗，而是提供必要的、基本的急救，直到专业医务人员赶到。本项目主要讲述航空飞行中，高空缺氧、高空低气压、温湿度、辐射、加速度、噪声、臭氧及航空毒物对人体的影响。民航服务人员应在了解航空环境对人体影响的基础上，明确客舱救护的原则与程序。

课后实训

1. 实训项目
高空缺氧防护。

2. 实训内容
了解航空环境对人体的影响，熟悉各种缺氧的高度及其主要表现。

3. 实训分析
同学们根据本项目的学习，讨论航空环境对人体的影响，重点讨论各种缺氧的高度及其主要表现。

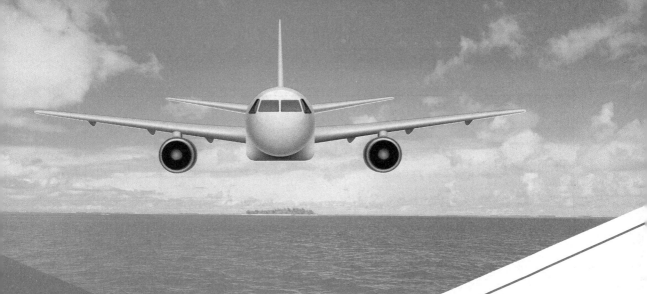

客舱救护技能
（PPT）

模块二
客舱救护技能

1. 了解体温、脉搏、呼吸、血压的概念与原理；
2. 熟悉体温、脉搏、呼吸、血压的测量方法和意识障碍的判断；
3. 掌握机载应急医疗设备的使用及心肺复苏技能。

　　能够在客舱内有人员发生身体不适时，及时判断其生命体征和意识状态，必要时运用机载医疗设备及心肺复苏技能对不适人员进行及时的救护。

1. 会查阅相关资料，并对其进行分类与整理；
2. 善于制订学习计划，并按计划实施学习，具有扎实的理论基础；
3. 参与实践，在实践中发挥自身长处，弥补自身短处，提高职场竞争力；
4. 具有吃苦耐劳、热心服务的职业素养。

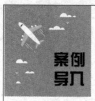

案例
导入

2019 年 5 月 3 日，瑞丽航空 DR6507 昆明芒市航班等待起飞时，一名男性旅客突然自称身体不适，胸口疼痛且大汗淋漓，乘务员立即将其调整到头等舱 2C 座位，并安排乘务员和安全员留下陪同及询问旅客情况。乘务长接到报告后第一时间广播在航班上寻找医生帮助，并通知了机长。在此航班上正好有一名医生，医生随后询问患病旅客并给予了急救方案，乘务组按照急救方案对其进行急救，热心旅客根据医嘱提供了急救药品，整个航班乘客和机组人员都在为患病旅客提供力所能及的帮助。患病旅客经急救后病情并未缓解，手指、手臂都呈僵硬状态，安全员和乘务员一直陪伴左右为其做按摩，同时请地服人员呼叫 120 急救车。等待 120 急救车期间，乘务组全程陪同安抚患者李先生，并安排他在头等舱躺下来，持续吸氧。120 急救车赶到客舱后，医生对其做了一系列检查，随后乘务组将李先生安全转交 120 急救车送至医院。

旅客在乘机过程中突发身体不适在民航服务过程中比较常见。遇到这种情况，乘务员应保持镇定，询问患者情况并进行分析判断，及时采取急救措施，最大限度地保证旅客生命安全。

单元一 生命体征的测量与意识障碍的判断

生命体征是体温、脉搏、呼吸、血压的总称，是用来判断病人的病情轻重和危急程度的指征。健康人的生命体征在正常值范围内，能够进行正常的生理活动。在疾病状态下，生命体征会发生改变，为医生诊断和观察病情提供依据。意识是指个体对外界环境、自身状况及它们相互联系的确认。意识活动包括觉醒和意识内容两个方面。上行网状激活系统和大脑皮质的广泛损害可导致不同程度觉醒水平的障碍；而意识内容变化则主要由大脑皮质病变造成。

一、体温的测量

人体内部的温度称为体温。保持恒定的体温，是保证新陈代谢和生命活动正常进行的必要条件。体温是物质代谢转化为热能的产物。人体能够在不同的环境温度中，通过对体内产热和散热过程的调节来保持体内温度的相对稳定，以适应环境温度的变化。临床上导致体温变化的疾病主要是各种感染性疾病。

1. 体温的判断

正常人的腋下温度是 36 ℃～37.2 ℃，高于这个范围称为发热（俗称"发烧"）。发热按程度不同可分为低热（体温在 37.3 ℃～38 ℃）、中热（体温在 38.1 ℃～39 ℃）、高热（体温在 39.1 ℃～41 ℃）、超高热（体温在 41 ℃以上）。

另外，在生理状态下，人的体温并不是恒定不变的，在一天的 24 小时内也有波动，但一般相差不超过 1 ℃。一般的规律是：清晨略低，午后稍高；运动和进食后稍高；小儿稍高，老年人略低；妇女在月经前或妊娠中略高。另外，由于人体血管分布和散热的不同，各部位所测量的体温也略有差异，肛门、口腔、腋下依次降低。

读书笔记

职场小贴士

（1）体温升高多见于肺结核、细菌性痢疾、支气管肺炎、脑炎、疟疾、甲状腺机能亢进、中暑、流感及外伤感染等。

（2）体温低于正常值多见于休克、大出血、慢性消耗性疾病、年老体弱、甲状腺机能低下、重度营养不良、在低温环境中暴露过久等。

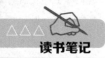

2．体温的测量方法

在临床上，测量体温的方法通常有口腔测温法、肛门测温法和腋下测温法三种。下面介绍最常见的腋下测温法。

在测量体温前，首先要检查体温计的汞柱是否在 35 ℃以下，如果超过这个刻度，就应轻轻甩几下，使汞柱降至 35 ℃以下。测量体温时，要先将腋窝皮肤的汗液擦干，然后将体温计水银头部放置于腋窝中间，使上臂紧贴于胸壁，将体温计夹紧。测量时间不能少于 5 分钟。读数时，要横持体温计并缓缓转动，取与眼等高的水平线位置看汞柱所指示的温度刻度。

测量体温应注意以下几项：

（1）为避免体温测量结果高于实际体温，测量前应将体温计的汞柱甩到 35 ℃以下。

（2）甩体温计时应位于宽敞处，或手置于胸前，运动幅度不宜过大，以免体温计与桌椅等发生碰撞而破损。

（3）测量前应将腋窝汗液擦干。

（4）消瘦、病情严重及有神志障碍的病人可能不能将体温计夹紧，会导致体温计的汞柱没有上升到实际高度，以致检查结果低于病人的实际体温。

（5）体温计附近有影响局部体温的冷热物体，如冰袋、热水袋等，也会影响体温的测量结果。

（6）在进食、饮水、剧烈运动等情况下，须休息 30 ～ 60 分钟后再测量，以免影响测量结果。

（7）测量时间一般为 5 ～ 10 分钟，不宜过长或过短。

拓展阅读

体温计

体温计是测量体温使用的器具，其种类较多，有电子体温计、红外线体温计和玻璃汞柱式体温计等。目前，临床上普遍采用的是玻璃汞柱式体温计，它的刻度范围是 35 ℃～ 42 ℃，每一小格代表 0.1 ℃。根据测量部位的不同，玻璃汞柱式体温计又分为腋表、口表和肛表三种，它们分别测量腋下、口腔和肛门体温。肛表一般适用于婴幼儿，而成人一般使用腋表。

玻璃汞柱式体温计是一根真空毛细管外带有刻度的玻璃管，如图 2-1 所示。口表和肛表的玻璃管呈三棱镜状，腋表的玻璃管呈扁平状。玻璃管末端的球部装

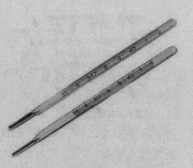

图 2-1　玻璃汞柱式体温计

有水银，口表和腋表的球部较细长，有助于测温时扩大接触面；肛表的球部较粗短，可防止插入肛门时折断或损伤黏膜。体温计毛细管的下端和球部之间有一狭窄部分，使水银遇热膨胀后不能自动回缩，从而保证体温测试值的正确性。

二、脉搏的测量

脉搏是指由检查腕部或其他部位的动脉搏动而数得的每分钟心跳次数，以"次/分钟"的形式记录。正常情况下，脉搏的次数与心跳的次数一致，节律均匀，间隔相等。脉搏常常能反映机体循环功能的状况，同时，各种生理或病理情况导致的循环功能改变也常常会在脉搏的变化上得以体现。

1．脉搏的判断

正常人每分钟脉搏次数与心跳一致，为 60 ～ 100 次/分钟，不同性别、年龄的人略有差异，一般来说，女性比男性稍快，小孩比老人稍快。

（1）心动过速。每分钟脉搏次数超过 100 次叫作心动过速。

1）生理情况：见于情绪激动、紧张、剧烈体力活动（如跑步、爬山、爬楼梯、扛重物等）、气候炎热、饭后和酒后等；

2）病理情况：见于发热、贫血、心力衰竭、心律失常、休克和甲状腺机能亢进等。发热时脉搏会增快，一般体温每升高 1 ℃，脉搏会增加 10 ～ 20 次/分钟；但伤寒病人例外，虽然体温很高，但脉搏并不加快，即所谓的相对缓脉。

（2）心动过缓。每分钟脉搏次数低于 60 次叫作心动过缓。常见于某些心脏病患者（如病态窦房结综合征）、颅内压增高、阻塞性黄疸和甲状腺机能减退等。但经常进行体育锻炼者（特别是长跑运动员）每分钟脉搏次数也常常低于 60 次，主要原因是心脏储备增加，每搏输出量较大。

（3）脉搏消失。脉搏消失是指不能触到脉搏，多见于重度休克、多发性大动脉炎、闭塞性脉管炎和重度昏迷病人等。

2．脉搏的测量方法

脉搏的测量最常选用的部位是桡动脉搏动处。先让被测试者安静休息 5 ～ 10 分钟，手平放在适当位置，坐卧均可。检查者将左手食指、中指、无名指并齐按在被测量者右手腕段的桡动脉搏动处，即手腕掌侧外面（又称桡侧）、腕屈肌腱外侧、桡骨茎突内侧（中医叫作"寸口脉"），如图 2-2 所示。按压的轻重以能感到清楚的动脉搏动为宜。如果脉搏整齐，可以数 15 秒的搏动数，再乘以 4 即得 1 分钟内的脉搏次数。如果脉

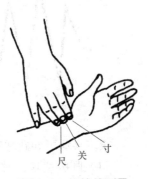

图 2-2　脉搏的测量

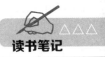

读书笔记

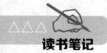
搏不整齐，则需要数 1 分钟的搏动次数。当桡动脉不便测量或测不出时，也可采用以下动脉进行测量：颈动脉（位于气管与胸锁乳突肌之间）、肱动脉（位于肘窝肘横纹线上内 1/3 处）、股动脉（大腿上端，腹股沟中点稍下方的一个强大的搏动点）。

脉搏测量应注意以下几项：

（1）测量前，先让病人安静休息一会儿，避免活动和过度兴奋而影响脉搏测量的准确性。

（2）脉搏计数时，不仅要测定每分钟的次数，还要注意脉搏的节律、弹性和强弱。正常人动脉搏动的节奏是均匀的，如果忽快忽慢，或时有时无，则称为心律失常，如果经常出现这种现象，应该去医院做进一步的检查和治疗。正常人脉搏有力而富有弹性，很容易在手腕掌面外侧搏动的桡动脉上摸到，有些疾病如高血压、动脉硬化等，脉搏强而硬，且没有弹性。如果病人有大出血或病情严重时，脉搏会很虚弱，甚至摸不到。

三、呼吸的测量

呼吸是指喘气的频率，一次呼吸分为呼出和吸入两个过程。人体通过呼吸，吸入氧气，呼出二氧化碳，实现人体内、外环境之间的气体交换。呼吸是人体重要的生命活动，一刻也不能停止，但有时也会因为各种生理或病理原因而改变，如某些体液因素（如高碳酸血症）可直接抑制呼吸中枢，使呼吸变浅；低氧血症可兴奋颈动脉窦和主动脉体化学感受器，使呼吸变快。所以，正确测量病人的呼吸，对于了解其身体的功能状况，并指导急救具有十分重要的意义。

1. 呼吸的判断

呼吸记录时应记为"次/分"。平静呼吸时，健康成人正常值范围为 16 ～ 20 次/分钟，节奏均匀，如图 2-3 所示。儿童呼吸的频率较快，为 30 ～ 40 次/分钟，但会随着年龄的增长而减慢，逐渐达到成人的水平。

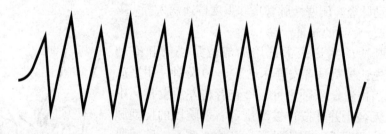

图 2-3　正常呼吸节律

很多疾病可导致呼吸频率、深度和节律的改变。

（1）呼吸增快。呼吸增快是指每分钟呼吸次数超过 24 次。生理情况见于情绪激动、运动、进食和气温增高等。疾病状态见于高热、缺氧、疼痛、肺炎、哮喘、心力衰竭、贫血和甲状腺机能亢进等。一般体温每升高 1 ℃，呼吸频率大约增加 4 次 / 分钟。

（2）呼吸减慢。呼吸减慢是指每分钟呼吸次数不到 10 次。其主要见于疾病状态，如颅内压增高，麻醉剂、镇静剂使用过量和胸膜炎等。

（3）呼吸节律异常。呼吸节律异常主要包括潮式呼吸和间断呼吸两种。

1）潮式呼吸是一种周期性呼吸节律异常，其周期为 30 秒至 2 分钟。潮式呼吸的特点是开始呼吸浅慢，以后逐渐加深加快，达高潮后又逐渐变浅变慢，接着是呼吸暂停，5 ～ 30 秒后又再次重复上述状态的呼吸，如此周而复始。由于其呼吸运动如潮水涨落，故称为潮式呼吸，如图 2-4 所示。

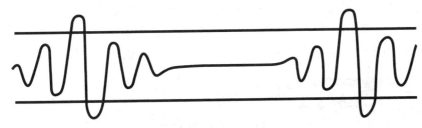

图 2-4 潮式呼吸

2）间断呼吸是一种表现为呼吸和呼吸暂停现象交替出现的呼吸节律异常。间断呼吸的特点是有规律的呼吸几次后，突然暂停呼吸，其周期长短不同，随后又开始呼吸，如此反复交替，如图 2-5 所示。

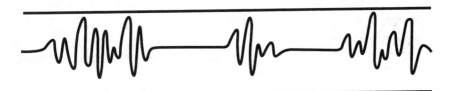

读书笔记

图 2-5 间断呼吸

潮式呼吸和间断呼吸多发生在中枢神经系统疾病（如脑炎、脑膜炎和脑出血）、严重心脏病和尿毒症晚期等。其中，间断呼吸比潮式呼吸更为严重，预后多不良，常在临终前发生。

（4）呼吸困难。病人主观上感到空气不足，呼吸费力；客观上可见呼吸用力，张口抬肩，鼻翼扇动，辅助呼吸肌也参加呼吸运动，呼吸频率、深度和节律也有所改变，可出现紫绀。常见于肺部疾病、循环系统疾病、高原反应及窒息性毒剂中毒等。

2. 呼吸频率的测量方法

呼吸频率是急性呼吸功能障碍的敏感指标，因此，测定呼吸频率在临床上有很重要的意义。测定呼吸频率的方法，实际上就是记录每分钟的呼吸次数。

（1）观察病人胸部或腹部的起伏次数，一吸一呼为一次，计数时间为 1 分钟。

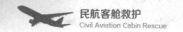

（2）当昏迷或小儿病员呼吸微弱不易观察时，可将少许棉花置于病人鼻孔前，观察棉花被吹动的次数，计数时间为1分钟。

（3）呼吸测量应注意以下几项：

1）呼吸的快慢和情绪是否紧张有很大的关系，所以在测量呼吸前，应该让病人安静休息一段时间，并尽量不要和病人说话，使病人在自然状态下呼吸。呼吸频率的测量可选择在测量脉搏之前或之后进行，检查者可以保持测量脉搏的姿势，即用手按在病人手腕处，以转移其注意力，避免因紧张而影响检查结果。

2）在测量呼吸次数的同时，应注意观察呼吸的节律、深度及气味等变化。如出现呼吸停止，应当立即施行口对口人工呼吸进行抢救。

3）一旦出现呼吸节律异常或点头呼吸、鼻翼扇动等现象，表明病情严重，应尽快广播寻找医生乘客，并报告机长与地面联系准备抢救事宜。

拓展阅读 ///

正常人的呼吸方式

正常人的呼吸有两种方式，即胸式呼吸和腹式呼吸。以胸廓起伏运动为主的呼吸为胸式呼吸，多见于正常女性和年轻人，也可见于腹膜炎患者和一些急腹症患者；以腹部运动为主的呼吸为腹式呼吸，多见于正常男性和儿童，也可见于胸膜炎患者。但无论性别和年龄如何，这两种呼吸运动在每一个人身上均不同程度地同时存在。

四、血压的测量

血压是指在血管内流动的血液对血管壁的侧压力。机体内各种不同的血管，其血压是不同的，其中，动脉血压最高，毛细血管血压次之，静脉血压最低。人们平常所说的血压一般是指动脉血压。

由于心脏交替收缩和舒张，血压也会随之波动。当心脏收缩时，血液射入主动脉，血压最高，称为收缩压；当心脏舒张时，压力降至最低，称为舒张压。收缩压与舒张压之间的压力差称为脉压差。

血压的记录采用数学分数式的格式，即收缩压/舒张压，如120/80 mmHg。若口述血压数值时，应先读收缩压，后读舒张压，以上血压读为：120，80毫米汞柱。

1. 血压的判断

血压的判断见表2-1。

表 2-1　血压水平的定义和分类

类别	收缩压 /mmHg	舒张压 /mmHg
理想血压	＜ 120	＜ 80
正常血压	120 ～ 129	80 ～ 84
正常高值	130 ～ 139	85 ～ 89
高血压	≥ 140	≥ 90

（1）血压升高：常见于高血压病、肾炎、肾上腺髓质肿瘤、妊娠中毒、颅内压增高等；甲状腺机能亢进或主动脉瓣关闭不全，主要表现为收缩压增高。

（2）血压降低：常见于心包积液、休克、甲状腺机能减退和心衰等。

（3）脉压差异常：正常成人脉压差为 30 ～ 40 mmHg。脉压差增大，见于主动脉瓣关闭不全、动脉硬化、甲亢和贫血等；脉压差缩小，见于低血压、心包积液、心衰和严重二尖瓣狭窄等。

2．血压的测量方法

（1）让被测量者坐在有靠背的椅子上，充分暴露右上臂，伸直肘部，手掌向上。

（2）放平血压计，打开盒盖呈 90°垂直位置。将袖带平整无褶地缠于上臂，袖带气囊部分对准肱动脉，袖带下缘应距离肘窝横纹 2 ～ 3 cm，松紧以能放入一指为宜。

（3）戴好听诊器，在肘窝内侧处摸到肱动脉搏动点，将听诊器胸件薄膜面置于肘窝肱动脉上，轻压听诊器胸件使之与皮肤紧密接触，但不可压得太重；用左手固定听诊器胸件，右手打开血压计气门的螺旋帽，握住输气球向袖带内边充气边听诊，如图 2-6 所示。待气囊内压力达到使肱动脉搏动音消失的水平后（此时袖带内的压力大于心脏收缩时的血压，动脉血流被阻断，无血流通过），继续充气时之再升高 20 ～ 30 mmHg（1 mmHg=0.133 kPa），然后开始缓慢放气，使汞柱以恒定的速度下降（2 ～ 5 mmHg/ 秒），两眼平视汞柱所指的刻度。当袖带内压力下降到和心脏收缩时的血压相等时，即能在心脏收缩时通过被压迫的血管从听诊器中能听到第一声搏动音（柯氏音第 Ⅰ 时相，第一音），此时血压计汞柱上所对应的刻度，即收缩压；随后搏动音继续存在并增大，当袖带内压力逐渐降至与心脏舒张时血压相等时，搏动音突然消失（柯氏音第 Ⅴ 相，消失音），此时血压计汞柱所对应的刻度为舒张压。

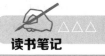

读书笔记

读书笔记

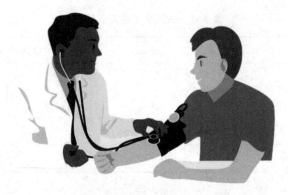

图 2-6　血压的测量方法

（4）测量完毕，排出带内余气，拧紧血压计气门的螺旋帽，整理袖带放回盒内，血压计向水银槽倾斜 45°角时关闭水银槽开关（防止水银倒流）。

（5）血压测量的注意事项。

1）测量血压的环境应安静、温度适当。被测量者在测量前半小时不要吸烟，不要饮浓茶或咖啡，排空小便。被测量者至少安静休息 5 分钟，以消除劳累或缓解紧张情绪，以免影响血压的测定结果。

2）被测量者最好取坐位，充分暴露右上臂；心脏、肱动脉和血压计的"0"点应在同一水平位上。

3）将袖带紧贴并缚在被测者上臂，袖带的大小适合被测量者的上臂臂围，至少覆盖上臂臂围的 2/3；袖带下缘应在肘窝横纹上 2～3 cm；将听诊器胸件置于肘窝肱动脉处，并不得与袖带接触，更不可塞在袖带底下。

4）测量时应均匀、快速地充气，然后缓慢放气。12 岁以下儿童，妊娠妇女，严重贫血、甲状腺机能亢进、主动脉瓣关闭不全及柯氏音不消失者，以柯氏音第Ⅳ时相（变音）读数作为舒张压读数。取得舒张压读数后，快速放气至零（0）水平。

5）为减少误差，血压的测定应间隔 1～2 分钟重复测量，取两次读数的平均值记录。如果收缩压或舒张压两次读数相差 5 mmHg 以上，应再次测量，以三次读数的平均值作为测量结果。

拓展阅读

影响血压的因素

正常人群的血压每天会在一个较小的范围内波动，保持相对恒定。常见的影响血压的因素如下：

（1）年龄和性别因素。血压随着年龄的增长而升高，新生儿最低，小孩次之，成人最高；中年之前，女性血压常比男性偏低，中年以后两性差别不明显。

（2）疲劳和睡眠因素。过度劳累或睡眠不佳时，血压稍有升高。

（3）环境因素。寒冷刺激会使血压升高，在高温环境中血压会下降。

（4）精神因素。紧张、恐惧、害怕、兴奋等情绪状态下，收缩压会升高，但舒张压变化不明显。另外，饮食、吸烟、饮酒等也会影响血压值。

（5）其他因素。一般来说，右上肢的血压略高于左上肢的血压，这是因为右侧肱动脉来自主动脉弓的第一大分支无名动脉，而左侧肱动脉来自主动脉弓的第三大分支左锁骨下动脉，而左侧肱动脉与心脏的距离比右侧远，能量有所消耗，所测得的血压值可以低 5 ～ 10 mmHg。下肢的血压要比上肢高 20 ～ 40 mmHg，这是由于股动脉的管壁较肱动脉粗、血流量较肱动脉多。现在国内外的血压标准都是以右上臂测定的血压值为基础制定的。

五、意识障碍的判断

意识障碍是由多种原因引起的一种严重的脑功能紊乱，为临床常见症状之一，是指人们对周围环境及自身状态的识别和觉察能力出现障碍。

1. 意识障碍的表现形式

意识障碍有两种：一种是以兴奋性降低为特点，表现为嗜睡、意识模糊、昏睡甚至昏迷；另一种是以兴奋性增高为特点，表现为高级中枢急性活动失调的状态，包括意识模糊、定向力丧失、感觉错乱、躁动不安、言语杂乱等。

（1）嗜睡。嗜睡是指对周围事物无主动关心与兴趣，表现为持续性睡眠状态，但可唤醒。唤醒后回答问题正确，但停止呼唤后又立即进入睡眠状态。嗜睡是程度最浅的一种意识障碍，患者经常处于睡眠状态，给予较轻微的刺激即可被唤醒，醒后意识活动接近正常，但对周围环境的鉴别能力较差，反应迟钝，刺激停止后又复入睡。

（2）昏睡。昏睡是指患者的觉醒水平、意识内容和随意运动均明显降低。呼唤或推动患者肢体不能使其觉醒。对痛觉刺激可有较强反应并能短暂觉醒，但不能正确回答问题。昏睡是较嗜睡程度更深的意识障碍，表现为意识范围明显缩小，精神活动极迟钝，对较强刺激有反应，不易唤醒，醒时睁眼，但缺乏表情，对反复问话仅能作简单回答，回答时含混不清，经常答非所问，各种反射活动存在。

（3）意识模糊。意识模糊属于轻度意识障碍，主要表现为觉醒与认识功能方面障碍及嗜睡，眼球活动及眨眼减少，注意力不集中，思维迟钝且不清晰。

读书笔记

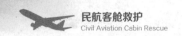

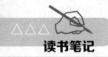

（4）昏迷。昏迷是指意识活动丧失，对外界各种刺激或自身内部的需要不能感知，可有无意识的活动，给予任何刺激均不能被唤醒。其是意识障碍中最严重的一个等级，但昏迷的深浅与疾病的严重程度有关。昏迷按刺激反应及反射活动等可分为以下三度：

1）浅昏迷：随意活动消失，对疼痛刺激有反应，各种生理反射（吞咽、咳嗽、角膜反射、瞳孔对光反射等）存在，体温、脉搏、呼吸多无明显改变，可伴谵妄或躁动。

2）深昏迷：随意活动完全消失，对各种刺激皆无反应，各种生理反射消失，可有呼吸不规则、血压下降、大小便失禁、全身肌肉松弛、去大脑强直等。深昏迷时，觉醒状态、意识内容及随意运动严重丧失，可引出巴彬斯基征，此时可出现大小便潴留或失禁。

3）极度昏迷：又称脑死亡，病人处于濒死状态，无自主呼吸，各种反射消失，脑电图呈病理性电静息，脑功能丧失持续在24小时以上，排除了药物因素的影响。

典型案例

民航资源网2011年7月30日消息：7月30日上午，国航内蒙古分公司收到一位远在宜昌的黄女士热情洋溢的一封表扬信。信中说到："谢谢你们！谢谢国航！你们的应急处置做得非常棒，你们对病员的全力处置为诊治抢回了最佳时机！"内蒙古分公司在场的同事无不为这封信的内容所感动……

一封普普通通的表扬信为何如此感人？原来，黄女士是7月28日北京至宜昌的CA1823航班上的一名准备回家的旅客，在飞机上突发疾病，导致昏迷。为挽救其生命，乘务组、医生紧急联手，通力协作，使得王女士转危为安，所以才有了本文开头的一幕。

当天，内蒙古分公司王芳乘务组执行CA1823航班任务，起飞后大约50分钟，黄女士从卫生间出来突然摔倒在过道上，当时乘务长王芳和兼职安全员正在客舱收餐，看到该情况马上过去，发现旅客已处于昏迷状态，乘务长意识到问题严重，马上按照急救方案展开救治，先在原地保持舒适体位状态，解开衣领，检查生命特征，同时广播找医生和通知机长。随后有一位姓乔的女护士长来到现场，她是宜昌市第一医院护士长，其他旅客也纷纷过来帮忙，乘务组将机上应急医疗箱和急救箱拿来备用，30分钟后，黄女士逐渐有了意识，生命体征开始恢复，所有人悬着的心才放了下来。黄女士苏醒后要去卫生间，乘务长与另一名乘务员将她搀扶到卫生间，因怕出现意外，不能关门，乘务人员就用小毛毯将门挡住。随后，乘务人员又将最后一排旅客座位调整出来，让黄女士躺下休息，并为她盖好毛毯，同时指派一名乘务员专门陪护。乘务长在征得旅客同意后，通过机长联系了宜昌机场急救中心。落地后，机场救护人员早已等待在飞机门口，先行登机转移病人，乘务长将病人的情况与医护人员及地面服务人员进行了交接，同时从病人的手机中找到家人电话进行了通报，经宜昌医护人员初步确诊，患者疑为空中胃胀气所致昏迷，到医院进行短时间的护理应无大碍。

此次，王芳乘务组成功处置了机上突发事件，在万米高空成功救治，保障了旅客的生命安全，充分体现了国航乘务员面对突发事件时冷静的心态和娴熟的业务技能，他们大爱无私的精神感动了所有旅客，为塑造公司美好形象填上了浓重的一笔。国航内蒙古分公司会一如既往地用严谨的工作态度、精湛的工作技能向每一位旅客践行"放心、顺心、舒心、动心"的四心服务理念。

（5）谵妄状态。谵妄状态又称急性神经错乱状态，表现为意识清晰度降低，对客观环境的意识能力及反应能力均有轻度下降，注意力涣散，记忆力减退，对周围环境理解和判断失常，常产生错觉或幻觉，多伴有紧张、恐惧的情绪。

（6）醒状昏迷。属于特殊类型的意识障碍，表现为双目睁开，眼睑开闭自如，但思维、情感、记忆、意识及语言活动均完全消失，对外界环境不能理解、毫无反应，肢体无自主运动，呈现意识内容消失。

2. 机上意识障碍的快速检查程序

意识障碍的判断，可以通过语言应答、唤醒、疼痛刺激和各种反射活动（包括吞咽反射、对光反射、角膜反射和瞳孔大小等）等检查来确定。机上急救时，意识障碍的快速检查可以按照图 2-7 所示的程序来进行。其中，反映脑干功能的各种反射，如果有医生乘客在场可以由医生乘客进行，没有医生乘客在场时不做。

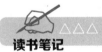

读书笔记

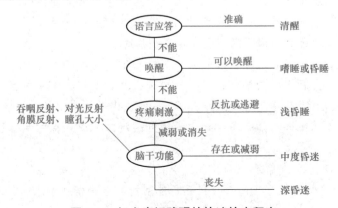

图 2-7　机上意识障碍的快速检查程序

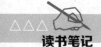

拓展阅读

意识障碍的原因

意识障碍均见于疾病状态。

（1）颅内疾病。

1）局限性病变。

①脑血管病：脑出血、脑梗塞、短暂性脑缺血发作等。

②颅内占位性病变：原发性或转移性颅内肿瘤、脑脓肿、脑肉芽肿、脑寄生虫囊肿等。

③颅脑外伤：脑挫裂伤、颅内血肿等。

2）脑弥漫性病变。

①颅内感染性疾病：各种脑炎、脑膜炎、蛛网膜炎、室管膜炎、颅内静脉窦感染等。

②弥漫性颅脑损伤。

③蛛网膜下腔出血。

④脑水肿。

⑤脑变性及脱髓鞘性病变。

3）癫痫发作。

（2）全身性疾病。

1）急性感染性疾病：各种败血症、感染中毒性脑病等。

2）内分泌与代谢性疾病：如肝性脑病、肾性脑病、肺性脑病、糖尿病性昏迷、黏液水肿性昏迷、垂体危象、甲状腺危象、肾上腺皮质功能减退性昏迷、乳酸酸中毒等。

3）外源性中毒：包括工业毒物、药物、农药、植物或动物类中毒等。

4）缺乏正常代谢物质。

①缺氧（脑血流正常）。血氧分压正常而含氧量降低者有一氧化碳中毒、严重贫血及变性血红蛋白血症等；血氧分压及含氧量均降低者有肺部疾病、窒息及高山病等。

②缺血（脑血流量降低）。见于心输出量减少的各种心律失常、心力衰竭、心脏停搏、心肌梗死；脑血管阻力增加的高血压脑病、血液黏滞度增高；血压降低，如各种休克等。

③低血糖。如胰岛素瘤、严重肝脏疾病、胃切除术后、胰岛素注射过量及饥饿等。

5）水、电解质平衡紊乱。

6）物理性损害：如日射病、热射病、电击伤和溺水等。

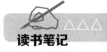

单元二 机载应急医疗设备的使用

载客飞机配备的应急医疗设备包括急救箱、应急医疗箱、卫生防疫包及箱包里所需的医疗用品和药品。有的航空公司还配备有乘务长药箱。

典型案例

中国航空旅游网2013年9月23日报道：在9月7日的南航新疆公司CZ6637乌鲁木齐—喀纳斯航班上，发生了一幕动人心魄的由专业乘务人员和热心旅客共同携手救护生命的感人场面……

飞机刚刚起飞还未到达安全高度，后舱乘务员打电话报告，44H座旅客的同伴提出该旅客胃部不舒服，但是当乘务组观察该名旅客时，发现他已经面无血色，乘务长立即广播寻找医生，辽宁抚顺第四医院内科的孙国成医生立刻站起来表明了身份并对病人实施急救。乘务组立即给旅客使用了氧气瓶，打开机上应急医疗箱，医生给予肾上腺素注射，舌下含服硝酸甘油。由于该旅客发生了心脏骤停的险情，孙国成医生立即对病人进行CPR急救。客舱实习生刘传杰、安全员李波也以平时培训所掌握的医疗急救知识协助孙医生。乘务长第一时间报告机长客舱内的旅客状况，机长韩凯当即决定返航乌鲁木齐，并及时通知地面急救中心。飞机落地后，救护车迅速接走患病旅客。通过本次航班机组的共同努力，该旅客得到了及时的救护，挽救了宝贵的生命。

读书笔记

一、急救箱

急救箱（图2-8）用于对旅客或机组人员受伤时的止血、包扎和固定等应急处理。急救箱固定放置于客舱内便于取用的位置。急救箱适用于机上人员出现外伤或需取用其中用品时。使用前一定要详细询问病人的病史、过敏史等。经过急救训练的客舱乘务员、在场的医务人员或经过专门训练的其他人员均可打开并使用急救箱里的物品，但非本航班

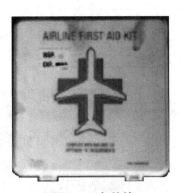

图2-8 急救箱

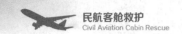
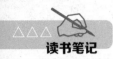
的客舱乘务员应在打开箱时出示相关的证书证件。使用急救箱后，客舱乘务员要做好相应记录，按公司要求，乘务长或机长应在记录单上签字。飞机起飞前，应检查急救箱是否在位并固定好，清点数量，确认急救箱外壳是否完好，保证箱内用品的使用时间在有效期内。急救箱内医疗用品的用途及注意事项见表2-2。

表2-2　急救箱内医疗用品的用途及注意事项

医疗用品	用途及注意事项
绷带	绷带用于对各种伤口的包扎固定
敷料	敷料是用以覆盖创伤面的材料。敷料都是经过消毒灭菌处理并规范包装的，使用时应当查明包装表面标注的有效期，以保证无菌
三角巾	三角巾是用于包扎伤口的材料，主要用于病人头部、面部、手掌、腹部、足部、踝关节、前额和耳部等受伤部位的包扎
动脉止血带	动脉止血带适用于四肢大出血时的止血。只有当其他止血方法无效时才可用动脉止血带进行止血。动脉止血带包括橡皮止血带（橡皮带、橡皮条和一次性止血带）、气性止血带（如血压计袖带）和布制止血带等
夹板	夹板是用于固定骨折部位的材料。根据固定部位的不同可分为手臂夹板和腿部夹板；根据夹板材质不同又可分为木制夹板、充气夹板和钢丝夹板等
医用剪刀	医用剪刀为不锈钢圆头剪刀，用于急救时剪医用敷料、伤口处衣物等
皮肤消毒剂	皮肤消毒剂包括碘类（如碘伏）、氯己安类、季铵盐类或植物（中草药）类等非醇类皮肤消毒剂，用于创伤面的消毒。使用前应检查包装是否严密及是否有泄漏
单向活瓣嘴对嘴复苏面罩	单向活瓣嘴对嘴复苏面罩用于对伤病员实施心肺复苏时的人工呼吸

拓展阅读 ///

载客飞机急救箱及箱内医疗用品的配备

根据载客飞机的座位数不同，要求急救箱配备的数量也不同，具体见表2-3。急救箱内医疗用品的配备见表2-4。

表 2-3 急救箱配备的数量

旅客座位数	急救箱数量
100 以下（含 100）	1
101 ~ 200	2
201 ~ 300	3
301 ~ 400	4
401 ~ 500	5
500 以上	6

表 2-4 急救箱内医疗用品的配备

物品	数量
绷带，3 列（5 cm）、5 列（3 cm）	各 5 卷
敷料（纱布），10 cm×10 cm	10 块
三角巾（带安全别针）	5 条
胶布，1 cm、2 cm（宽度）	各 1 卷
动脉止血带	1 条
外用烧伤药膏	3 支
手臂夹板	1 副
腿部夹板	1 副
医用剪刀	1 把
医用橡胶手套	1 副
皮肤消毒剂及消毒棉	适量
单向活瓣嘴对嘴复苏面罩	1 个
急救箱手册（含物品清单）	1 本
事件记录本或机上应急事件报告单	1 本（若干页）

注：对于不适于装在急救箱内的手臂夹板和腿部夹板可存放在急救箱附近易于取用的位置。

二、应急医疗箱

应急医疗箱（图 2-9）用于对旅客或机组人员意外受伤或医学急症的应急医疗处理。每架飞机在载客飞行时至少配备一个应急医疗箱。应急医疗箱具有防尘、防潮的功能，固定放置于客舱内避免高温或低温且便于取用的位置。应急医疗箱内药品或物品的用途及注意事项见表 2-5。

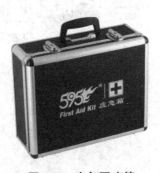

图 2-9 应急医疗箱

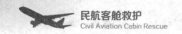

表 2-5　应急医疗箱内药品或物品的用途及注意事项

药品或物品名称	用途及注意事项
口咽气道［口咽通气道(管)］	口咽气道［口咽通气道（管）］是在现场急救和心肺复苏中，用来限制舌后坠，维持气道开放，保持伤患者气道畅通的医疗用品。其规格大小为 40～120 mm
皮肤消毒剂	皮肤消毒剂包括碘类(如碘伏)、氯已安类、季铵盐类或植物(中草药)类等非醇类皮肤消毒剂，用于创伤面的消毒。使用前应检查包装是否严密及是否有泄漏
注射器	注射器为肌肉或静脉给药的医疗用具。机上配备有 2 mL 注射器 2 支、5 mL 注射器 2 支，均为一次性注射器（含针头）
0.9%氯化钠（生理盐水）	0.9%氯化钠（生理盐水）主要用于清洗伤口（创伤面）或稀释注射用药品
肾上腺素	肾上腺素主要用于支气管痉挛所致的严重呼吸困难，可迅速缓解药物等引起的过敏性休克，也是各种原因引起的心脏骤停时进行心肺复苏的主要抢救用药
盐酸苯海拉明注射液	盐酸苯海拉明注射液主要用于急性重症过敏反应，以及其他过敏反应病，不宜口服用药者
硝酸甘油片	硝酸甘油片适用于冠心病心绞痛或心肌梗死时的应急处置。用法与用量：成人一次用 0.25～0.5 mg（1 片）舌下含服；每 5 分钟可重复 1 片，直至疼痛缓解；如果 15 分钟内总量达 3 片后疼痛持续存在，不应继续给药；在活动或大便之前 5～10 分钟预防性使用，可避免诱发心绞痛
醋酸基水杨酸（阿司匹林）口服片	醋酸基水杨酸（阿司匹林）口服片：适用于预防一过性脑缺血发作、心肌梗死、心房颤动、人工心脏瓣膜、动静脉瘘或其他手术后的血栓形成，也可用于治疗不稳定型心绞痛。用法与用量：预防心肌梗塞、动脉血栓、动脉粥样硬化，每日 1 次，每次 0.3 g；预防短暂性脑缺血，每次 0.65 g，1 日 2 次

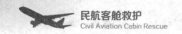拓展阅读

应急医疗箱物品配备及使用说明书

（1）应急医疗箱至少应配备的药品和物品见表 2-6。

表 2-6　应急医疗箱至少应配备的药品和物品

项目	数量
血压计	1 个
听诊器	1 副

续表

项目	数量
口咽气道（40～120 mm 三种规格），用于急救时保护呼吸道通畅	各1个
静脉止血带	1根
脐带夹	1个
医用口罩	2个
医用橡胶手套	2副
皮肤消毒剂（非醇类）、消毒棉签（球）	适量
体温计（非水银式）	1支
注射器（2 mL、5 mL）	各2支
0.9% 氯化钠溶液	至少250 mL
1：1 000 肾上腺素单次用量安瓶	2支
盐酸苯海拉明注射液（医疗专业人员使用）	2支
硝酸甘油片	10片
醋酸基水杨酸（阿司匹林）口服片	30片
药品使用说明书及物品清单	1张
知情同意书	1张
事件记录本或紧急医学事件报告单	1本（若干页）

（2）应急医疗箱内药品和药物的使用说明见表2-7。

表2-7 应急医疗箱内药品和药物使用说明

药名	主要用途	用法用量	规格	注意事项
0.9% 氯化钠溶液（生理盐水）	用于清洗伤口（创伤面）或稀释注射用药品	由医生依需要而定	浓度0.9%	其配置容量不得少于250 mL
1：1 000 盐酸肾上腺素注射液	用于心脏骤停的抢救和过敏性休克的抢救，也可用于其他过敏性疾病（如支气管哮喘、荨麻疹）的治疗	皮下或以生理盐水稀释10倍后肌内注射0.25～1 mg/次	1 mg	缓慢注射，禁止用于器质性疾病（高血压、心脏病等），遮光密闭，在凉暗处保存
盐酸苯海拉明注射液	用于过敏性疾病，妊娠呕吐及晕动病等各种过敏性疾病及晕船、晕车等	深部肌内注射，一次20 mg，一日1～2次	50 mg	早产儿和新生儿禁用
硝酸甘油片	用于突发心绞痛或急性心肌梗死时的应急处置。也可用于降低血压或充血性心力衰竭	舌下含服0.5 mg/次，5分钟后可再用，一日不超2 mg	0.5 mg	青光眼病人禁用，急性心肌梗死病人慎用

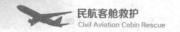
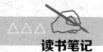

续表

药名	主要用途	用法用量	规格	注意事项
醋酸基水杨酸（阿司匹林）口服片	用于轻、中度疼痛及发热抗风湿	必要时，一次1～2片，一日1～3次	300 mg	有消化道出血、血友病或血小板减少症及阿司匹林过敏者禁用

（3）皮肤消毒剂使用说明书见表2-8。

表2-8　皮肤消毒剂使用说明书

皮肤消毒剂	作用	主要用途	用法用量	注意事项
碘伏（浅棕色）	具有广谱杀菌作用，可杀灭细菌繁殖体、真菌、原虫和部分病毒	用于皮肤、黏膜、器械的消毒，也可处理烫伤、刀伤、擦伤、挫伤等一般外伤	浓度1%的碘伏用于皮肤消毒治疗、直接涂擦，2%的碘伏用于外科手术和其他部位皮肤的消毒	碘伏是外用药，禁止口服，禁止与红汞等拮抗药物同用
醋酸氯己定（无色或微黄）	为表面活性剂型杀菌剂，具有相当强的广谱抑菌、杀菌作用，对革兰阳性菌及阴性菌均有效	主要用于皮肤及黏膜消毒、冲洗创面、烧烫伤处理及器械消毒等	用0.05%水溶液冲洗创口，用0.5%乳膏或气雾剂处理烫伤	局部刺激性及过敏反应都很少见
季铵盐	具有杀菌和去污作用	主要用于手和非关键物品的清洁消毒	—	—

三、卫生防疫包

卫生防疫包（图2-10）是用于清理客舱内血液、尿液、呕吐物和排泄物等潜在传染源（鼠疫、肝炎、流感等）的设备，一般存放在客机前、后排的行李架或储藏柜里。每架客机配备的卫生防疫包的数量不得少于每100个旅客座位1个（100座以内配1个），卫生防疫包应具备防尘、防潮的功能，其存放位置应避免高温或低温环境。卫生防疫包内物品性能及作用见表2-9。

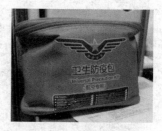

图2-10　卫生防疫包

表 2-9 卫生防疫包内物品性能及作用

项目	性能及作用
液体、排泄物消毒凝固剂	为粉剂；具有吸水作用，吸水倍率≥30 g/g，吸水速度≤50秒；具有凝胶化作用；对常见致病菌具有抑菌作用；对飞机座舱环境没有明显腐蚀和毒副作用
表面清理消毒片	为片剂；具有高效消毒效果，有效氯含量 1～3 g，消毒作用时间 3～5 分钟；对飞机座舱环境没有明显腐蚀和毒副作用
皮肤消毒擦拭纸巾	可杀灭常见致病菌，对皮肤无刺激
眼罩	有遮挡作用，具有防雾功能
医用手套	可防止化学物、血液渗透
防渗透橡胶（塑料）围裙	为医用防护服材料；长度达膝盖处；具有较强的强度、质量比值和柔韧性；具有耐高强度的液体冲击性，可有效预防血液、水、油、酸碱盐溶液等渗透性物质
吸水（纸）毛巾	为聚丙烯高分子吸水材料，规格为 20 cm×20 cm，每片至少吸附 100 mL 液体
便携拾物铲	具有铲、刮、拾物的功能
生物有害物专用垃圾袋	为医用垃圾袋材料，用于盛装客舱内血液、尿液、呕吐物和排泄物等潜在传染源

读书笔记

在使用卫生防疫包清理客舱内的潜在传染源时，乘务员可按以下步骤操作：

（1）取出卫生防疫包，依次戴上口罩、眼罩、手套、围裙。

（2）取一片表面清理消毒片，放入 250～500 mL 水中，配制成 1∶500～1∶1 000 浓度的消毒液。

（3）将消毒液均匀覆盖于污染物表面 3～5 min，该消毒液会使污染物固化，并对被污染的位置初步消毒。

（4）拿出便携式拾物铲，将固化污染物铲入生物有害物专用垃圾袋里。

（5）用泡过消毒液的吸水纸对被污染的位置进行再次消毒，此过程可重复多次，每次应尽量保持 5 分钟。

（6）用清水清洗被污染的位置，之后将所有物品全部放入生物有害物专用垃圾袋中。

（7）在生物有害物专用垃圾袋的封口处贴上"生物有害物垃圾"的标签，并将该垃圾袋放置在一个不会对客舱环境造成污染的地方。

（8）在客机降落后，由机长通知地面相关部门接收和处理生物有害物专用垃圾袋。

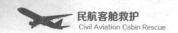

拓展阅读 ///

卫生防疫包内药品和物品的配备

卫生防疫包内应至少配备表2-10所列的物品。

表2-10 卫生防疫包的物品

物品	数量
液体、排泄物消毒凝固剂	100 g
表面清理消毒剂	1～3 g
皮肤消毒擦拭纸巾	10 块
医用口罩和眼罩	各1个
医用橡皮手套	2 副
防渗透橡胶围裙	1 条
大块吸水纸巾	2 块
便携拾物铲	1 套
生物有害物专用垃圾袋	1 套
物品清单和使用说明书	1 份
事件记录本或机上应急事件报告单	1 本（若干页）

四、乘务长药箱

乘务长药箱是航空公司的延伸服务，箱内药品主要用于满足乘客在空中旅行时医疗服务的需要。与急救箱、应急医疗箱和卫生防疫包不同，乘务长药箱不属于法规强制要求配备的机上医疗用品，因此，各航空公司没有统一的配备标准。乘务长药箱主要配备有治疗各种常见病的非处方药、药品说明书、药物使用免责单。药品说明书主要包括药品名称、用途、用法、作用原理、副作用和禁忌证等内容。

五、机载供氧设备

1. 氧气瓶

民航飞行中在应急情况下使用的氧气瓶为手提式氧气瓶，主要用于飞行时在飞机座舱内游动医疗救助，每个氧气瓶都是一个独立的氧气系统。手提式氧气瓶多是高压氧气瓶，其充气压力在 70 °F 时达到 1 800 PSIG。

手提式氧气瓶结构如图 2-11 所示。

氧气瓶上有压力表，显示氧气瓶的压力，同时也显示了氧气瓶内的氧气量。开－关活门用于控制高压氧气瓶供到头部连接组件。氧气瓶头部连接组件内有压力调节器，可以调节供往氧气面罩的压力和流量。开－关活门顺时针方向转动是关闭，逆时针方向转动是打开。只有插入氧气面罩接头才会有氧气流到氧气面罩。

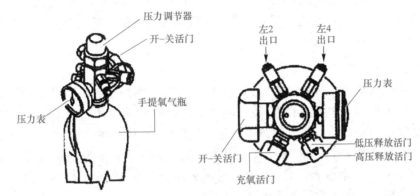

图 2-11 手提式氧气瓶结构

氧气瓶的使用时间受三个因素影响，即氧气瓶的标定压力、氧气瓶的容量和供氧时高度。不同机型的手提氧气瓶容量是不同的，氧气瓶容量分别为 311 立升、310 立升和 120 立升。

（1）手提式氧气瓶操作。

1）311 立升的氧气瓶使用高流量出口（HI），流量为每分钟 4 立升，使用时间 77 分钟，使用低流量出口（LO），流量为每分钟 2 立升，使用时间 155 分钟。

2）310 立升的氧气瓶使用高流量出口（HI），流量为每分钟 4 立升，使用时间 77 分钟，使用低流量出口（LO），流量为每分钟 2 立升，使用时间 155 分钟。

3）120 立升的氧气瓶使用高流量出口（HI），流量为每分钟 4 立升，使用时间 30 分钟，使用低流量出口（LO），流量为每分钟 2 立升，使用时间 60 分钟。

职场小贴士 ///

使用手提式氧气瓶时应注意：氧气面罩要完好，使用前要进行消毒清洁。避免氧气与油或脂肪接触，擦掉浓重的口红或润肤油。开氧时速度要慢，边开边询问客人的感觉，直到客人感觉合适为止。肺气肿患者要使用低（LO）流量。氧气用到 500 PSI 时，停止使用，便于紧急情况下机组乘务员使用。

（2）手提式氧气瓶检查。

1）检查氧气瓶是否在位、固定牢固，并清点数量。

2）确认每个氧气瓶都对应配有一个适用且包装完好的氧气面罩。

3）检查氧气瓶压力表是否处在 1 800 磅 / 平方英寸（约 126.55 千克 / 平方厘米）位置（红色区域），确认氧气瓶压力正常，确认开关阀门处于"关"的位置。

2. 氧气面罩

氧气面罩是在客舱释压紧急情况时为乘客及客舱乘务员提供氧气的工具。当座舱高度达到 14 000 英尺时，氧气面罩储藏箱的门自动打开，氧气面罩会自动脱落。氧气面罩由化学氧气发生器、化学氧气组件安装盒及盖子、系紧绳、供氧软管、氧气面罩、氧气储存袋、流量指示器等组成（图 2-12）。乘客氧气面罩位于每排乘客座椅上方氧气面罩储藏箱内、洗手间马桶上方和客舱乘务员座椅上方。

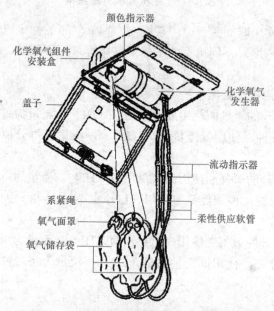

图 2-12　氧气面罩结构

（1）氧气面罩的操作。氧气面罩的氧气由氧气面罩储藏箱内的化学氧气发生器提供。

氧气面罩储藏箱的门可以通过以下三种方式打开。

1）自动方式。当客舱释压后，氧气面罩储藏箱的门自动打开，氧气面罩自动脱落。

2）电动方式。当自动方式失效，在任何高度由机组操作驾驶舱内的一个电门，氧气面罩储藏箱的门也可以打开，氧气面罩自动脱落。

3）人工方式。当自动和电动方式都无法打开氧气面罩储藏箱的门时，可采用人工方式。客舱乘务员可以使用尖细的物品，如笔尖、别针、发卡等打开氧气面罩储藏箱的门，使氧气面罩自动脱落。

（2）氧气面罩的使用方法（图2-13）。

1）当氧气面罩脱落后，用力拉下面罩。

2）将面罩罩在使用人的口鼻处。

3）把带子套在使用人的头上。

4）进行正常呼吸。

（3）氧气面罩使用的注意事项如下：

1）每排乘客人数不得超过氧气面罩数量。

2）氧气面罩只有在拉动面罩后才开始工作，拉动一个面罩可使该氧气储藏箱内所有的面罩都有氧气流出（氧气流动时间为12分钟，不能关闭）。

3）化学氧气发生器工作时不要用手触摸，以免烫伤。

4）氧气面罩不能做防烟面罩使用，不要将使用过后的氧气面罩放回储藏箱内。

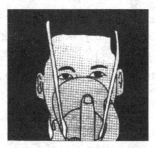

图2-13　氧气面罩使用方法

读书笔记 △△△

拓展阅读

机载应急医疗设备使用注意事项

（1）机载应急医疗设备应当由经过训练的机组成员使用，或在医疗专业人员指导下使用。

（2）机载应急医疗设备中属于国家规定必须且仅可由医疗专业人员使用和操作的医疗器械及处方类用品，机组成员应当按照相应程序提供给医疗专业人员使用。

（3）在机上提供使用机载急救包、应急医疗箱（除体温计、血压计外）或任何药品时，应当首先保证被帮助者或其同行人知晓使用说明，同意并签署"应急医疗设备和药品使用知情同意书"后方可使用。使用机载应急医疗设备中的处方药时，必须经医疗专业人员诊疗后方可使用。具体要求如下：

1）运行中突发事件造成旅客受伤或旅客突发急症时，需使用所配急救包、应急医疗箱（除体温计、血压计外）或药品时，客舱机组成员宜寻求旅客中的医疗专业人员帮助，由其或在其指

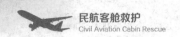

导下向需要紧急医疗处置的旅客提供帮助，并在"应急医疗设备和药品使用知情同意书"上予以记录或由医疗专业人员（或其他证明人）签字。

2）当运行中旅客因为身体不适主动要求，或者其同行人协助要求使用应急医疗物品（除体温计、血压计外）或药品时，客舱机组成员可以提供帮助，同时向旅客提供设备或药品使用说明书并要求其仔细阅读。在提供应急医疗物品或药品时，需要旅客本人或其同行人签署"应急医疗设备和药品使用知情同意书"。

3）当不能及时得到医疗专业人员的指导或伤病旅客因为意识状态原因无法签署"应急医疗设备和药品使用知情同意书"时，可以由伤病旅客的同行人（如有），或者同时由两名以上客舱机组成员在"应急医疗设备和药品使用知情同意书"记录和签字。有旅客自愿作证的也可以同时签字。应急医疗设备和药品应当按照使用说明书上载明的方法使用。

（4）机组成员应当及时记录飞行中发生的紧急医学事件，填写"紧急医学事件报告单"，并应当在飞行后及时将"紧急医学事件报告单"和"应急医疗设备和药品使用知情同意书"上报给合格证持有人，由合格证持有人的航空卫生保障机构负责收集备查。

飞行中发生的紧急医学事件包括三种情况，即造成飞机改航备降等不正常运行的人员伤病或死亡，飞机不正常运行导致的人员伤病或死亡，以及突发公共卫生事件。

（5）机载应急医疗设备的维护和医疗用品的更换由合格证持有人航空卫生保障机构负责实施。

✈ 单元三　心肺复苏的实施

心肺复苏是指当任何原因引起的急危重症患者呼吸心搏骤停时，救护员在现场对患者实施胸外心脏按压及人工呼吸的技术，维持并恢复其自主血液循环及呼吸功能，以保护患者大脑和心脏等重要脏器的功能。心肺复苏不仅能够使病人心肺功能得以恢复，重要的是恢复病人大脑功能，减少、避免"植物状态"和"植物人"的发生，为送往医院做进一步抢救争取了宝贵时间。心肺复苏是全球最为推崇、普及最为广泛的急救技术。心肺复苏的实施可分为非专业施救者成人心肺复苏和医务人员基础生命支持两种情况。

院外心脏骤停生存链

发生心脏骤停时，维持病人生命的五个环节称为生存链，如图2-14所示。当人们能够按照这五个环节及时实施救护，病人的生命就能够最大限度地得到保证。生存链包括：立即识别心脏骤停并启动应急医疗服务系统；及时进行高质量心肺复苏CPR（基础生命支持BLS），着重于胸外按压；快速（使用自动体外除颤器AED进行心脏电击）除颤；尽早进行基础及高级医疗服务（ALS）；尽早进行 高级生命维持和心脏骤停后护理。生存链普及得越广泛，危急病人获救的成功率就越高。

| 识别和启动
应急反应系统 | 即时高质量
心肺复苏 | 快速除颤 | 基础及高级
急救医疗服务 | 高级生命维持和
骤停后护理 |

图2-14 院外心脏骤停生存链

一、非专业施救者成人心肺复苏

新生儿的基础生命支持以C-A-B三大程序（即徒手心肺复苏的程序）进行：C（Compressions）［胸外心脏按压（人工循环）］、A（Airway）（开放气道）、B（Breathing）（人工呼吸）。

具体操作步骤如下。

1. 判断意识、呼吸和脉搏

先在病人耳边大声呼唤，"喂！您怎么啦？能听见我说话吗？"再轻拍病人的肩部。如病人对呼唤、轻拍无反应，可判断其无意识（图2-15）。同时，快速检查病人有无正常呼吸和脉搏。

心脏骤停的判断标准如下：

（1）神志丧失。

（2）颈动脉、股动脉搏脉消失。

（3）心音消失。

（4）呼吸停止。

（5）瞳孔散大。

读书笔记 △△△

（6）心电图上的表现包括以下几个方面：

1）心室颤动或扑动。

2）心电机械分离。

3）心室静止，呈无电波的一条直线，或仅见心房波。

在飞机上看到一个人晕倒，乘务员的第一反应就是要去判断病人是否为心搏骤停。一旦确认应该立即为病人实施初步急救措施和心肺复苏。

职场小贴士 ///

心脏急救的前6分钟是黄金时间，因为大脑缺氧超过4～6分钟，脑细胞功能将会呈不可逆状态。所以，心脏急救一定要遵循"现场复苏"和"目击者先复苏"的原则。

2. 立即呼救

当识别病人可能心脏骤停后，在飞机上不能大声喧哗，避免引起旅客围观导致飞机失衡，立即报告乘务长和机长，广播请乘客中的医生参加抢救，同时与地面急救中心取得联系，必要时紧急备降。如果在地面要立即高声呼救："快来人！这里有人晕倒啦！我是救护员，请这位先生（女士）快帮忙拨打急救电话120"。如果附近有除颤器，指定专人尽快取来除颤器（图2-16）。

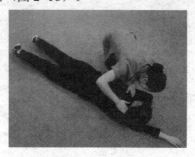
图2-15　判断意识

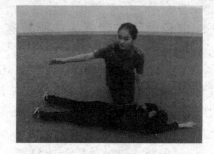
图2-16　立即呼救

3. 救护体位（仰卧位）

用最短的时间将病人置于心肺复苏体位（仰卧位）（图2-17），其操作方法如下：

（1）救护员在实施心肺复苏时，根据现场具体情况，选择位于病人一侧，将两腿自然分开与肩同宽跪贴于病人的肩部、胸部，有利于实施操作［图2-17（a）］。

（2）将病人的头偏向外侧，双上肢向头部方向伸直。

（3）将病人远离救护员一侧的小腿放在另一侧腿上，两腿交叉。

（4）救护员一只手托住病人的后颈部，另一只手插入远离救护员一侧病人的腋下或胯下。

（5）将病人整体地翻转向救护员侧（保持脊柱中立位）［图2-17（b）］。

（6）病人翻转为仰卧位后，再将病人的上肢置于身体两侧［图2-17（c）］。

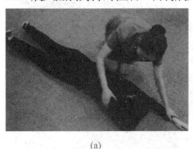
（a）

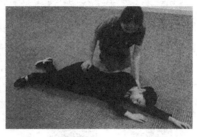
（b）

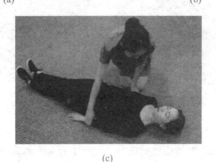
（c）

图2-17　心肺复苏救护体位（仰卧位）
（a）双侧上臂伸直；（b）保护颈部翻身；（c）心肺复苏体位

对于呼吸、心搏骤停且没有颈椎损伤的病人，救护员应使其仰卧在坚硬的平面上，尽快开始按压。

对于不能确定病人是否有颈椎损伤时切忌随意移动病人，以免造成伤害。有颈部外伤者需翻身时，为防止颈椎损伤，另一人应保持病人头颈部与身体在同一轴线翻转，做好头颈部的固定。

若病人没有意识但有呼吸和循环，为了防止呼吸道被舌后坠或黏液及呕吐物阻塞引起窒息，应将病人翻转成侧卧体位（复原卧位）（图2-18），这样分泌物容易从口中引流。体位应稳定，并易于病人翻转其他体位，保持气道通畅，超过30分钟后，翻转病人到另一侧。其操作方法如下：

（1）救护员位于病人一侧。

（2）救护员将靠近自身的病人手臂肘关节屈曲90°。置于头部侧方［图2-18（a）］，将病人远侧手臂弯曲置于胸前［图2-18（b）］。

（3）将伤病员远离救护员一侧的膝关节弯曲。

（4）救护员用一只手扶住病人肩部，另一手扶住其膝部，轻轻将其翻转呈侧卧体位［图2-18（c）］。

（5）将病人上方的手置于面颊下方，防止面部朝下，打开气道［图2-18（d）］。

（6）将病人弯曲的腿置于伸直腿的前方。

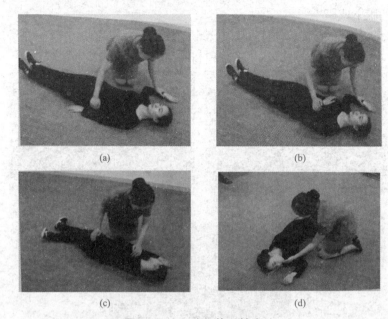

(a)　　　　　　　　　　　　(b)

(c)　　　　　　　　　　　　(d)

图 2-18　心肺复苏翻转方法

（a）近侧手臂上举；（b）远侧手臂弯曲置于胸前；

（c）翻转伤病员侧卧；（d）手背垫于面颊下方

发现病人头部外伤，则使其处于水平卧位，头部稍稍抬起；如面色发红，则取头高脚低位；面色发紫，取头低脚高位。

4. 胸外心脏按压

对不同年龄段的病人，按压的部位、方式及深度不同。下面以成人为例进行介绍。

（1）按压部位：在胸部正中乳头连线水平（胸骨的下 1/2 处）处按压（图 2-19）。

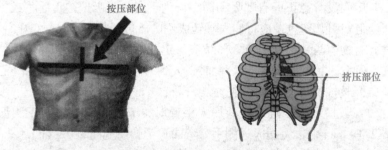

按压部位

挤压部位

图 2-19　胸外按压部位

（2）定位方法：使病人仰卧在硬板上，救护员一只手中指沿一侧肋弓从外下向内上方滑行 [图 2-20（a）]，滑至两肋弓交界处后食指并拢，中指触到剑突 [图 2-20（b）]，另一手掌根部紧贴食指平放在胸骨上，定位于此使掌根的横轴与胸骨的长轴重合［图 2-20（c）］，双手掌根重叠，十指交叉，指尖翘起。

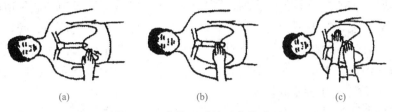

图 2-20 胸外心脏按压定位方法
（a）步骤 1 中指食指沿肋弓向中间滑移；
（b）步骤 2 中指触到剑突；（c）步骤 3 另一手掌根部紧贴食指放在胸骨上

（3）按压方法和要点：救护员上半身前倾，伸直肘关节，以髋关节为轴，借助上半身的体重和肩臂部肌肉的力量垂直向下用力按压胸骨［图 2-21（a）］，成人按压幅度至少 2 英寸（5 厘米），但不超过 2.4 英寸（6 厘米），按压速率是 100 ~ 120 次 / 分钟（30 次胸外按压的时间是 15 ~ 18 秒）［图 2-21（b）］，使血液排出。每次按压后压力必须全部放松，使血液回流，心脏充盈。按压与放松时间相等，放松时保持掌根不移位，快速、有力、匀速地使胸壁充分弹性复位（图 2-22），尽可能减少按压中断，同时观察病人的面色反应。

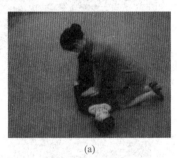
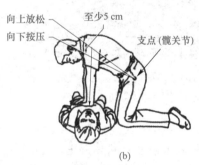

向上放松
向下按压
至少 5 cm
支点(髋关节)

(a)　　　　　　　　　　　(b)

图 2-21 胸外心脏按压的方法和要点
（a）按压方法；（b）按压要点

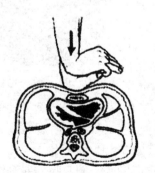
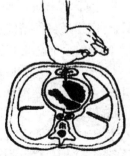

图 2-22 胸壁弹性复位

5. 开放气道

开放气道是人工吹气前至关重要的一步，因为病人呼吸心搏骤停后，全身肌肉松弛，口腔内的舌肌松弛后坠而阻塞呼吸道。采用开放气道的方法，可使阻塞呼吸道的舌根上提，维持呼吸道畅通，用最短的时间，先将病人的衣领、领带、围巾、女性的胸罩等解开，戴上手套快速清除病人口鼻内的污泥、土块、痰、呕吐物等异物，以利于呼吸道畅通，再将气道打开。开放气道的方法如下：

（1）仰头提颏法（图2-23）。救护员用一只手的小鱼际（手掌外侧缘）部位置于病人的前额，另一只手食指、中指并拢置于下颌将下颌骨上提，使头后仰，使下颌角与耳垂的连线与地面垂直（儿童头后仰呈60°，婴儿头后仰呈30°）。救护员手指不要深压颏下软组织，以免阻塞气道。

（2）推举下颌法（图2-24）。救护员将双手分别放置于病人头部两侧。握紧病人下颌角，用力向上托下颌。如病人紧闭双唇，可用拇指将口唇分开。如果需要进行口对口呼吸，则将下颌持续上托，用面颊贴紧伤病员的鼻孔。此法适用于怀疑有头、颈部创伤的病人。

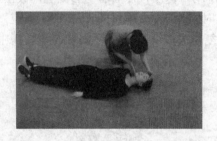
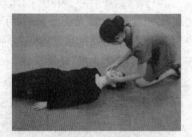

图2-23　仰头提颏法　　　　　　　图2-24　推举下颌法

6. 人工呼吸

施救者快速判断其无正常呼吸后，应立即进行口对口（对牙关紧闭者采取口对鼻、对婴儿采取口对口鼻）、口对呼吸面罩等人工呼吸。以口对口吹气方法（图2-25）为例，具体操作方法如下：

（1）在保持呼吸道通畅的基础上，救护员用放在病人前额的手的拇指和食指捏紧病人的鼻翼，以防止气体从鼻孔逸出。

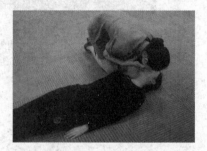

图2-25　口对口吹气

（2）吸一口气，用双唇包严病人口唇，再缓慢持续将气体吹入（有效吹气应使病人胸廓鼓起），吹气时间持续1秒，同时观察病人胸部是否隆起，如果气吹不进去应再次确认气道是否开通。

（3）吹气完毕，救护员松开捏鼻翼的手，侧头吸入新鲜空气同时扫视胸部有无下降，立即进行下一次吹气。

人工呼吸过程中要注意向病人肺内吹气不能太急太多，仅需要胸廓略有隆起即可，避免过度通气，以免引起肺泡破裂甚至胃扩张。

职场小贴士 ///

在救护人员抵达前，坚持循环做 30 次胸部按压和两次人工呼吸。

7. 体外除颤仪的应用

自动体外除颤仪（图 2-26）（简称 AED）为国际急救界近些年最为推崇、重视的急救器械，并已快速地被应用于现场抢救，被非专业救护人员如巡逻的警察，消防人员，公众部门服务人员，超市、公寓的保安人员乃至普通民众所使用。2004 年 4 月 12 日，美国联邦航空局规定所有大型客机都必须配备 AED，因此，我国飞往美国航班的班机上都配有 AED。AED 只需经过十几分钟的培训，就能使非医务人员掌握其操作方法。救护员完全按照 AED 语音提示即可进行正规操作。

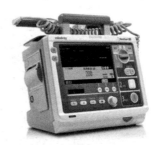

图 2-26 自动体外除颤仪

近十几年来，大量的实践和研究资料表明，对心搏骤停及其他猝死者的抢救中，早期进行心肺复苏虽然重要，但是心肺复苏对于早期致死性的心室纤维性颤动（简称心室纤颤仪或室颤）并无直接除颤作用。而十几分钟后，专业人员到来使用心脏除颤仪进行除颤，往往为时已晚，难以奏效。若能在现场及早使用心脏除颤仪进行除颤，将会大大提高心搏骤停抢救的成功率。否则，每延迟 1 分钟除颤，心室纤颤心脏性猝死的生存率以 10% 递减。1 分钟内除颤生存率能达到 70%，5 分钟时为 50%，9～11 分钟时为 10%，12 分钟后为 2%～5%，故除颤实施越早越好。如果"第一目击者"除颤前实施了心肺复苏，病人的生存率会大大提高。

当心脏发生了心室纤维性颤动时，正常规律的心室收缩消失了。取而代之的是杂乱无章的、快速的、每分钟达数百次的颤动，这样使心室排血量锐减，无法排血。心室没有收缩能力，使其陷入蠕动无效状态，病人处于循环中断。

心肌处于无效活动的状态时，应使用"电冲击"及时除颤。当瞬间的强大电流通过心脏时，可使具有高度自律性的窦房结重新发出冲动来控制心脏，使心脏恢复节律性收缩和舒张。电除颤对心室纤颤的消除、启动心脏正常搏动是十分有效的。

（1）使用 AED 的先决条件和除颤操作。首先要评估病人的情况，在

读书笔记

无意识、无自主呼吸、无脉搏、无心跳，出现心室纤颤、室性心动过速的病人身上使用 AED。除颤具体操作是救护员将两个有吸力的除颤电极与 AED 接连，然后将电极片放置病人身上。将一个电极片置于病人裸胸的右侧锁骨之下（右侧第二肋间），另一个置于左侧乳头的外侧（左侧第五肋间）（图 2-27），电极片必须要确定与皮肤接触严实完好，救护员应避免在实施电击时与病人的身体接触。在电极片固定后，打开电源开关，启动 AED 的心律分析按键，AED 机进行心律分析，一般需要 10 秒左右。经分析后确认需要除颤，AED 机发出充电信号，当自动充电完毕，再发出指令按动除颤放电键，完成一次除颤。在电击后，AED 进行心律分析，以确认除颤是否成功，是否还需要进行除颤和心肺复苏。

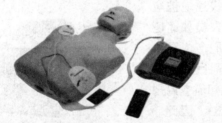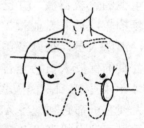

图 2-27　电击除颤

（2）急救中 AED 的使用顺序。当可以立即取得 AED 时，对于有目击的成人心脏骤停，应尽快使用除颤器。若成人在未受监控的情况下发生心脏骤停或不能立即取得 AED，应该在他人前往获取及准备 AED 时开始心肺复苏，而且视患者情况，应在 AED 可供使用后尽快尝试进行除颤。

拓展阅读

判断心肺复苏的结果和停止心肺复苏的条件

进行心肺复苏时，每 5 个循环检查一次呼吸、脉搏。

（1）判断心肺复苏结果。从患者的瞳孔、面色、意识、脉搏、呼吸 5 个方面来判断。

1）面色、口唇由苍白、青紫变为红润。

2）恢复可探知动脉搏动、自主呼吸。

3）瞳孔由大变小，对光反射恢复，甚至眼球运动。

4）眼球能活动，手脚抽动，呻吟。

（2）停止心肺复苏的条件。一般来说，进行心肺复苏期间，不能停止，如有下列情况，可考虑终止：

1）患者恢复自主呼吸及心跳。

2）专业救护人员到场接替。

3）环境改变。

二、医务人员基础生命支持

如果是医务人员，检查是否发生心脏骤停时应该快速检查呼吸，然后启动急救系统并找到 AED（或由其他人员寻找），（快速）检查脉搏（时间不应超过 10 秒），并开始进行心肺复苏和使用 AED（如果有）。如果 10 秒内没有明确触摸到脉搏，应开始心肺复苏并使用 AED。在这个过程中仍然强调以下三点：

（1）心肺复苏以 C、A、B 三大程序进行，强调实施高质量的心肺复苏（包括以足够的速率和幅度进行按压，保证每次按压后胸廓回弹，尽可能减少按压中断并避免过度通气）。

（2）强调需要缩短从最后一次按压到给予电击之间的时间，以及给予电击到电击后立即恢复按压之间的时间。

（3）强调通过团队形式给予心肺复苏（例如，第一名施救者启动急救系统，第二名施救者开始胸外按压，第三名施救者则提供通气或找到气囊面罩以进行人工呼吸，第四名施救者找到并准备好除颤仪）。

三、机组人员参与心肺复苏的分工与合作

典型案例

民航资源网 2012 年 4 月 24 日消息：4 月 21 日上海浦东西宁航班，供餐结束后，3 号乘务员孙雯婧在收杯子的时候，发现 33A 座位上的一名二十多岁的女性旅客靠在椅背上闭着眼睛哭泣。她上前询问情况，但该旅客没有反应，孙雯婧随即通知乘务长杨柳。乘务长闻讯立即赶过去，疏散与其同排的旅客，大声呼唤她仍没反应，当时已经失去意识。乘务长杨柳凭借培训中心传授的急救知识断定该旅客急需抢救。

当时情况十分紧急，乘务组分工合作，安全员朱仲毅和一名男旅客将该旅客抬到前服务舱，使其平躺在地板上，保持呼吸道畅通。头等舱乘务员朱婷广播找医生，并通知机长。乘务员孙雯婧和邓晓露拿来氧气瓶和急救药箱。乘务员徐欣璐在后舱安抚她，查看她随身行李是否有备用药。机长丁宇洲第一时间前来了解情况。乘务长杨柳拿出"嘴对嘴呼吸面罩"对她实施心肺复苏，随后为她吸氧。这时，机上寻找到一位医生，为她测量血压，服用速效救心丸。经过急救，她的情况有所好转但仍无法与乘务员沟通，又开始反复闭着眼睛哭泣，且呼吸急促，机长当即决定备降西安。乘务长杨柳坚持给她做了多组心肺复苏，邓晓露、朱婷

读书笔记

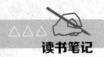

始终陪护在她身旁鼓励她要坚强，孙雯婧记录周围旅客信息。

经过半个多小时的急救，在乘务组的共同努力下，终于在落地前两分钟，这名旅客苏醒了，并恢复了意识，能与乘务员进行简单的交流了。原来，这名旅客因亲人逝世，一个人回西宁奔丧，伤心过度导致心脏病复发，乘务员得知后安慰开解她。到达西安后，这名旅客被送上了急救车，在飞机门口望着急速驶离的急救车，满头大汗的乘务员悬着的一颗心终于放下了，振作精神继续下面的航程。

与地面心肺复苏相比，在飞行途中进行的心肺复苏具有以下特点：

（1）客舱相对缺氧的环境对心肺复苏的成功率有一定的影响。

（2）从空中到地面急救衔接的顺畅性和及时性存在不确定性。

（3）机上突发心脏骤停，往往能及早发现，可迅速启动急救各环节。

（4）客舱机组人员都经过 CPR 现场急救培训，通过平时的演练，分工和责任相对明确。

（5）机载 AED 和氧气瓶，可以很快投入使用。

以上特点表明机上心肺复苏相对地面而言有其优势，但目前还没有翔实的资料来证明机上心肺复苏的成功率比地面的高。

1. 机上心肺复苏的实施

（1）机上心肺复苏推荐采用"双人抢救、多人轮换"的模式。具体为急救员甲和丙负责轮流做胸外心脏按压，急救员乙负责保持气道通畅和输氧，乘务长负责电除颤。

（2）机上心肺复苏由乘务长负责指挥和协调，并负责向驾驶舱汇报情况。急救员甲和丙最好由男性乘务员担任，两位急救员互相观察和提醒，确保按压的准确性。其他乘务员负责疏散乘客，快速取来除颤仪、氧气瓶、急救箱和应急医疗箱，广播寻找医生乘客和安抚航班其他乘客，并随时准备接替体力下降的急救员。如果客舱里没有男性乘务员或乘务员数量不足，且距离迫降机场较远，乘务长可以动员健壮的男乘客边看边学，现场培训替补队员。每分钟超过 100 次的胸外按压，对任何人的体能都是一个极大的挑战，要保持长时间、连续高质量的按压，必须使用轮换战术。

（3）驾驶舱内机组人员，原则上不进入客舱参与急救。飞行员得知客舱有呼吸心跳停止乘客后，应马上联系空管中心汇报机上的紧急情况，要求就近迫降或优先降落，得到同意后，应立即改变飞行姿态，下降飞行高度，同时，向前方机场报告机上急救事件，启动地面心肺复苏急救系统。

2. 机上心肺复苏术的注意事项

（1）在机上广播寻求医务人员的帮助，并确认其医生身份。

（2）在医务人员未到之前或机上无医务人员时，按急救箱内所附的"急救指导"进行急救。

（3）考虑到机舱是特定的空间，应提供最舒适的环境，不要让其他旅客围观。

（4）根据情况决定是否给病人吸氧。

（5）应取得并记录旅客身份、发病情况。

（6）及时报告机长并在着陆前通知地面有关部门是否需要担架、救护车、医务人员等到场。

（7）完成相应的行政步骤和文件。

拓展阅读

BLS 中成人高质量心肺复苏的注意事项

基础生命支持（Basic Life Support，BLS）又称初步急救或现场急救，目的是在心搏骤停后，立即以徒手方法争分夺秒地进行复苏抢救，以使心、脑及全身重要器官获得最低限度的紧急供氧（通常按正规训练的手法可提供正常供血的 25% ～ 30%）。

BLS 中成人高质量心肺复苏的注意事项见表 2-11。

表 2-11　BLS 中成人高质量心肺复苏的注意事项

施救者应该	施救者不应该
以 100 ～ 120 次/分钟的速率实施胸外按压	以少于 100 次/分钟或大于 120 次/分钟的速率按压
按压深度至少达到 2 英寸（5 厘米）	按压深度小于 2 英寸（5 厘米）或大于 2.4 英寸（6 厘米）
每次按压后让胸部完全回弹	在按压间隙依靠在患者胸部
尽可能减少按压中的停顿	按压中断时间大于 10 秒
给予患者足够的通气（30 次按压后两次人工呼吸，每次呼吸超过 1 秒，每次须使胸部隆起）	给予过量通气（即呼吸次数太多，或呼吸用力过度）

读书笔记

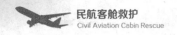

职场小贴士 ///

客舱急救措施与程序

（1）急救措施。每位客舱乘务员都应能识别紧急情况是否危及旅客生命，并能提供急救帮助，迅速而有效地处理紧急情况。基本急救措施如下：

1）维持舱内秩序，保持镇定，不要让其他旅客围观。

2）除非绝对必要，否则不要移动患病旅客，保持最适合其病情或伤情的位置进行伤势评估和救治。

3）在有限的机舱范围内提供全面的急救服务，时刻关注患病旅客的生命体征。

4）服用口服药需要在告知患病旅客并得到示意或默认后，不得进行皮下注射。

5）注意避讳，不要在患病旅客面前讨论其病情，也不要将病情透露给其他旅客。

6）如有旅客表明医生身份并主动提供帮助，需要查看相关证件确认身份并仔细查看其所属科室。

7）专业医生或合格的护理人员来到后，才可离开病人。

8）及时通知机长汇报情况。

（2）飞机在地面时的急救程序。

1）及时报告责任部门，通知地面医疗部门，伤情严重的，应在征得患病旅客或其监护人同意的情况下，请机长通知机场地面医疗部门派出救护车送医院治疗。

2）记录患病旅客的详细资料，如姓名、国籍、年龄、性别、职业、身份证号码、家庭住址、联系电话等。

3）寻找现场值班见证人员，写出见证材料。旅客有责任或有部分责任的，在材料中要提及旅客责任。

4）寻找旅客中的现场证人或责任有关人，写出见证材料。旅客有责任或有部分责任的，在材料中要提及旅客责任。

5）如医生的意见是患病旅客不宜搭乘飞机或患病旅客要求取消旅行，按航班旅客临时减少情况处理。患病旅客（包括取消旅行的患病旅客陪伴人）客票经签注后按非自愿变更或非自愿退票办理。如旅客取消旅行，伤情较严重的，应征得患病旅客意见，留下同行人员照料。如医生的意见是不能乘机而患病旅客坚持继续旅行或坚持不要其搭乘航班所属航空公司安排治疗，应要求其留下书面意见，说明是其自己要求继续旅行，放弃对航空公司可能发生的索赔要求。

（3）飞机在空中时的急救程序。

1）在机上广播寻求医务人员的帮助。

2）在医务人员未到之前或机上无医务人员时，按照急救箱内所附的"急救指导"进行急救。

3）使患者尽量舒适。

4）根据情况决定是否给病人吸氧。

5）重大事件报告单中涉及机上急救事件时，乘务员需要记录的要点有以下几项：

①旅客的基本信息。

②事件经过，患病旅客出现异常的症状，详细记录事件中各环节时间。

③处置措施（是否在机上找到医生，医生的基本信息）。如果机上有医生协助救治或开启使用机上医疗器材，由客舱经理（乘务长）负责填写《机上重大事件报告单》，要求记录人员伤病或死亡情况、应急医疗设备的使用情况、机上救治情况、使用人，以及飞机改航备降等情况。

6）及时报告责任机长并在着陆前通知地面医疗部门。

小结

生命体征是体温、脉搏、呼吸、血压的总称，是用来判断病人的病情轻重和危急程度的指征。在疾病状态下，生命体征会发生改变，为医生诊断和观察病情提供依据。意识是指个体对外界环境、自身状况及它们相互联系的确认，意识内容变化主要由大脑皮质病变造成。客舱服务人员应掌握机载急救箱、应急医疗箱、卫生防疫包等医疗设备的使用方法及心肺复苏技能，在客舱内有人员发生生命体征的改变及意识障碍发生时，及时地采取急救措施，为病人争取更多的救护时间。

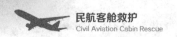

课后实训

1．实训项目

客舱心肺复苏。

2．实训内容

掌握胸外心脏按压和人工呼吸方法，熟悉自动体外除颤仪的使用方法。

3．实训分析

学生根据本项目的学习，分组操作，在复苏模型上进行胸外心脏按压、人工呼吸及自动体外除颤仪的使用练习，所有学生必须掌握胸外心脏按压、人工呼吸方法及自动体外除颤仪的使用方法。每位学生须为其他同学的表现打分，并分析自己为同学打分的依据。

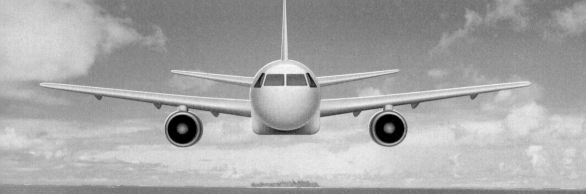

民航常见疾病急救
（PPT）

模块三
民航常见疾病急救

1. 了解航空常见疾病的类型；
2. 熟悉航空常见疾病的病因；
3. 掌握航空常见疾病的临床表现和处置原则。

空勤人员能够在客舱中出现航空常见疾病的患者时，及时判断疾病类型，并能够采取适当的处置措施。

1. 会查阅相关资料，能够对所查资料进行分类与整理；
2. 具备学习能力，能够制订学习计划，并按所制订的计划实施学习；
3. 积极参与实践，在实践中进行自我检验、自我完善；
4. 具备细心、细致、热心、果断的职业素养。

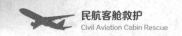

案例
导入

　　2019年1月25日，三亚至哈尔滨的航班CZ6147起飞55分钟后，一名77岁的老人突发心脏病。在紧急时刻，乘务员立即将这一情况报告给乘务长："报告乘务长，前舱一位老年旅客突发心脏病。"接到报告后，乘务长立即来到患病旅客身边，俯下身轻声询问："阿姨，您听得到我说话吗？哪里不舒服？"老人双目紧闭，面色苍白，一句话也说不出来。旁边老人的儿子哽咽道："我母亲心脏病犯了，你们一定要救救她……"。"您放心，我们机组全体成员一定全力救助阿姨。"乘务长说完，立即安排两舱乘务员帮助取氧气瓶，并报告机长，广播找医生。在客舱里，乘务长一边安抚老人及家属，一边向老人的儿子了解情况。通过询问，得知该旅客随身携带的包里有丹参滴丸和速效救心丸。她迅速让老人含服速效救心丸。不久，乘务员取来了氧气瓶，乘务长把面罩轻轻戴在老人的口鼻处。此时，同机旅客中恰好有一名医生听到广播赶了过来。老人的脉搏非常微弱，在医生的指导下，乘务长和医生一起按摩老人的手部、足部反射区和腋下部位，并持续为老人吸氧。时间一分一秒地过去了，经过40分钟的持续按摩和吸氧，老人的面色逐渐好转，现场所有人都松了一口气。当天下午4点53分，飞机即将降落哈尔滨太平国际机场前，飞行机组通过联系航空管制部门，为老人呼叫了救护车。落地之后，一条绿色通道已经开启，医护人员第一时间登机为老人做心电图检查，老人的血压心电平稳。随后，乘务组和地面工作人员一起将老人送上了救护车。

　　在本案例中，乘务长为老人展开的紧急救护使老人转危为安，令人敬佩。

单元一 心脑血管疾病

心脑血管疾病是心脏血管和脑血管疾病的统称，泛指由于高脂血症、血液黏稠、动脉粥样硬化、高血压等所导致的心脏、大脑及全身组织发生的缺血性或出血性疾病。心脑血管疾病是一种严重威胁人类，特别是50岁以上中老年人健康的常见病，具有高患病率、高致残率和高死亡率的特点。即使应用目前最先进、最完善的治疗手段，仍会有50%以上的脑血管意外幸存者的生活不能完全自理，全世界每年死于心脑血管疾病的人数高达1500万人，居各种死因首位。

一、心绞痛

典型案例

民航资源网2014年3月20日消息：2014年3月19日，在南航海口至成都的CZ6762航班上，一老年旅客突发心脏病，机组全力施救最终转危为安。

3月19日上午，南航CZ6727航班翱翔在蓝天白云之上，从海口起飞前往成都的150名旅客正在享受舒适惬意的飞行时光，一起突发意外打破了客舱内的平静——一位八旬老人突发心脏病失去意识，危急时刻，机组和家人奋力施救，热心乘客伸出援手，空管、机场留出生命通道，最终患病老人恢复意识转危为安。

当日航班乘务员刘佳将这一事件写入飞行日志，字里行间记录了当时的危急时刻。

10：00，客机处于巡航高度。接乘务员通知，一老年男性旅客突然发病。马上广播寻找医生，并携带氧气瓶到47排。

10：01，通过观察发现，该旅客面色发白，无意识，全身湿透并发凉，但有轻微呼吸，于是我马上解开其两颗纽扣提供吸氧，病人家属（老伴）十分焦急，否认发病旅客曾有心脏病史。机上未发现医生，3、4名旅客前来协助。

10：02，病人妻子突然拿出硝酸甘油。我询问这是谁吃的药，她指指老伴，我马上判断为心绞痛，立刻卡住病人嘴巴，将药品硬塞入其舌下。

10：03，派乘务员通知机长客舱情况，我一直观察该乘客的状况，周围有好心的旅客提供救心丸、藿香正气液、硝酸甘油等急救药品，这时我们通过广播寻找医务工作者，并未发现。

读书笔记 △△△

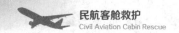

10：05，我进驾驶舱再次报告患者情况，机长明确以救人为主，马上联系塔台并确认最近的备降场，我回到客舱继续观察。

10：08，该旅客渐渐有了紧皱眉头的表情，我继续在他耳边大声呼喊，并通知乘务员拿毛毯进行保暖。

10：15，患病旅客有了大幅度的呼吸，我问其有没有糖尿病，病人家属说没有，于是按照预案准备了一杯温糖水。

10：22，该旅客有了正常呼吸，周边旅客为其鼓掌并向我们竖起大拇指，病人家属也松了一口气。我确认一下需要救护车，马上回到驾驶舱报告情况，机长告知空管方面已经安排其他客机航路避让，我们正在低空飞行，将提前落地。

10：25，我出来简单交代事宜并一直观察该旅客情况，发现该旅客渐渐露出感谢的微笑。

11：10，飞机落地成都，开舱门第一时间救护医生就把该旅客和其老伴一同接走，我电话通知老人儿子，说明航班中的情况。

15：35，我再次致电该旅客的儿子，他表示老人已经住院，心脏病比较严重，并感谢了我们的及时救治。

心绞痛是一种由于冠状动脉供血不足而引起的短暂发作性胸骨后疼痛，多见于冠心病病人。

1. 主要临床表现

心绞痛的主要临床表现如下：

（1）胸口不适或疼痛；

（2）疼痛可能放射到手臂、颈部、下颌或背部；

（3）出汗、恶心；

（4）呼吸极为短促、咳嗽；

（5）有濒临死亡之感。

2. 救护处理原则

（1）广播找医生；

（2）帮助病人服下自备的药，硝酸甘油片要含在舌下；

（3）松开其紧身衣物；

（4）吸氧；

（5）询问病史，让病人保持安静；

（6）保暖；

（7）观察生命体征；

（8）为休克病人提供急救。

职场小贴士 ///

迅速发现症状是病人获得生存机会的重要因素，因为心脏病发作可能会导致心脏停止跳动。

二、急性心肌梗死

典型案例 ///

"回到深圳后，我晚上怎么都无法入睡，惊心动魄的场面像电影里的镜头一般不断重现，为了挽救一位老人的生命，乘务人员的敬业精神和乘客的热心让人敬佩。于是我半夜爬起来，通过短信向你们爆料，觉得自己有责任通过媒体把这件事讲出来！"昨天（4月15日）上午，深圳市民孟先生在电话中依然无法掩饰内心的激动。

原来，14日下午，由乌鲁木齐经郑州至深圳的ZH9844航班在刚刚起飞不久，一位70多岁的老人突然心脏病发作，生命危在旦夕。关键时刻，一位医生乘客站出来，和乘务人员一起，在高空展开紧急生命救援，期间，机上众多乘客伸出了援手，在机上展开了一场感人的万米高空救援行动。

4月14日下午5时30分，由乌鲁木齐经郑州至深圳的ZH9844航班刚刚起飞半个多小时，在经历起飞之初的颠簸后，飞机在万米高空平静地飞行着，机上不少乘客开始打起瞌睡。

就在这时，坐在机舱5排D座上的准备到郑州的一位七旬老人突然发出急促的声音："乘务员，我心脏不舒服，心里好难受，想呕吐。"

"别紧张。我先扶您到洗手间，您先透透气，我们会及时帮您。"听到老人求助后，乘务长王璐很快就来到老人的座位旁边，与他的陪同亲属一起，将其搀扶到洗手间。可进入洗手间没多久，老人突然脸色煞白，头冒虚汗，手脚发凉，呼吸也变得困难，随即晕倒在里面。

乘务长王璐和另外两名女乘务员一起，将老人迅速转移到宽松的商务舱躺下，并把飞机上的备用氧气罐拿来给老人使用。这时，老人的心跳开始变得异常。

尽管在培训过程中也学过急救常识，但由于情况紧急，乘务长不得不通过广播向旅客求助："各位尊敬的旅客，有位70多岁的老人心脏病突发，有医生或有医疗经验的乘客，请马上来帮助

读书笔记 △△△

59

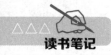

△△△
读书笔记

抢救!"广播的声音刚刚落下,从21排D座位就走出一位50多岁男旅客,他走到商务舱,告诉乘务员他是在深圳工作的医生,姓金,要和乘务员一起抢救患病老人。在给老人简单诊断后,金医生发现病人出现间歇性心脏停搏,体温已下降,呼吸困难,手脚发凉,头冒虚汗,是明显的心肌梗塞特征,情况非常危急。他连忙吩咐乘务员给老人吸氧,让病人喝下两杯白糖水,同时,让乘务员准备几十瓶40℃左右的温水瓶给病人加温。

于是,乘务员再次通过广播向乘客征集塑料瓶,很快就征集到30多个空塑料瓶,都装上40℃左右的温水后,在金医生的指挥下,乘务员把温水瓶放在老人全身,以增加老人的热量。同时,金医又让空姐不停地给老人按摩人中及手掌上的劳宫穴,以刺激老人心脏,他本人则熟练地挤压病人的心脏部位。经过将近一个小时的抢救,老人终于苏醒过来,生命特征逐渐恢复过来。

苏醒后的七旬老人看到金医生和抢救他的乘务员后,一下子热泪盈眶,握着金医生的手久久不愿放开。

老人病情有所缓解后,为了让老人更好地恢复,乘务员又在经济舱腾出3个座位,让老人躺下,而金医生和两名乘务员一直陪在老人身边,其中乘务长王璐一直蹲着给老人按摩穴位。

可没过多久,老人病情再次发作,情况再次陷入危机。金医生连忙吩咐乘务员又一次通过广播向旅客征集速效救心丸,很快,就征集到14粒,金医生先把8粒放在病人舌下,而另外6粒则备用。

经过10分钟抢救,老人病情虽然有所稳定,但情况比刚才恢复时严重得多。

"到郑州还有多长时间?机上的氧气罐还有多少?"金医生问乘务员,得知还需要1个多小时才到郑州,而更重要的是机上氧气罐根本不够用那么长的时间。形势对抢救老人的生命明显不利。于是,金医生请求飞机在临近机场备降,乘务长二话没说,赶快向机长汇报,机长丁梓航决定备降西安咸阳国际机场(简称"西安机场"),一是西安的医疗条件相对较好,二是西安距离郑州也较近,有利于老人康复后返回郑州。

很快,机长丁梓航和西安机场地面取得了联系,而机场方面也在第一时间做好了迎接病人的准备。

傍晚6点30分左右,ZH9844航班降落西安机场,飞机舱门一打开,救护车已经在下面等候,老人迅速被送往西安中医学院附属医院,经过抢救,老人最终脱离了生命危险。

昨日上午,记者联系到患病老人的外甥女刘小姐,她告诉记者，15日上午，她外公已经康复出院，准备乘坐当天的火车回到郑州。

刘小姐告诉记者，他外公在阿塞拜疆生活，这次回郑州探亲，没想到在飞机上突发心脏病，多亏热心旅客和机上的乘务人员，把外公从死亡的边缘拉了回来，她非常感谢他们。

事后，人们才了解到，参与救人的医生叫金维元，今年56岁，是深圳爱尔门诊部的主任医生。当乘务员让金医生留下姓名和单位时，他说没必要，我是医生，只是做应该做的事。在抢救的一个多小时中，空姐让他抽空吃饭，但他坚决不吃，一直关注着患者的病情变化。

深圳航空公司几名乘务员在救人时的表现也受到旅客的高度赞赏："她们从容不迫，为了病人，全身心投入抢救，发挥了很大作用。"乘务长王璐则告诉记者："没有什么比旅客的生命更重要，我们做了应该做的事情。"

急性心肌梗死是由于冠状动脉急性闭塞，血流中断，因持久而严重的心肌缺血所致的部分心肌急性坏死。绝大部分由冠状动脉粥样硬化引起。

1. 主要临床表现

急性心肌梗死的主要临床表现如下：

（1）疼痛频繁出现，多发生于清晨，部位和性质与心绞痛相同，但疼痛程度更剧烈，持续时间延长，达30分钟以上，主要表现为发热、大汗淋漓、恶心呕吐、气短，伴有心动过速、四肢湿冷、上腹胀痛，重症者有呃逆、眩晕、面色苍白或紫绀、头痛、脉搏快而弱、血压下降甚至呼吸困难。少数老年患者并无明显的心前区疼痛这一典型症状，主要表现为突然胸闷、心律失常、血压下降。

（2）严重时发生休克或心力衰竭。

（3）经休息或含硝酸甘油片无效，烦躁不安、痛苦面容，伴濒死感，少数人一开始就休克或急性心衰。

2. 救护处理原则

（1）原地休息、禁止搬动，并给予吸氧。

（2）立即吸入亚硝酸异戊酯一支，并给予镇静、止痛药，勿过量服用硝酸甘油。

（3）广播请乘客中的医师参加抢救工作，并立即通知到达站做好急救工作。

（4）心搏骤停时应立即采取心肺复苏。

读书笔记

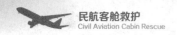

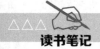

拓展阅读 ///

急性心肌梗死的病因

患者多发生在冠状动脉粥样硬化狭窄基础上，由于某些诱因致使冠状动脉粥样斑块破裂，血液中的血小板在破裂的斑块表面聚集，形成血块（血栓），突然阻塞冠状动脉管腔，导致心肌缺血坏死。另外，心肌耗氧量剧烈增加或冠状动脉痉挛也可诱发急性心肌梗死。常见的诱因如下：

（1）过劳。过重的体力劳动，尤其是负重登楼、过度体育活动、连续紧张劳累等，都可使心脏负担加重，心肌需氧量突然增加，而冠心病患者的冠状动脉已发生硬化、狭窄，不能充分扩张而造成心肌缺血。剧烈体力负荷也可诱发斑块破裂，导致急性心肌梗死。

（2）激动。由于激动、紧张、愤怒等激烈的情绪变化诱发。

（3）暴饮暴食。不少心肌梗死病例发生于暴饮暴食之后。进食大量含高脂肪、高热量的食物后，血脂浓度突然升高，导致血黏稠度增加，血小板聚集性增高。在冠状动脉狭窄的基础上形成血栓，引起急性心肌梗死。

（4）寒冷刺激。突然的寒冷刺激可能诱发急性心肌梗死。因此，冠心病患者要十分注意防寒保暖，寒冷季节是急性心肌梗死发病较高的时间之一。

（5）便秘。便秘在老年人中十分常见。临床上，因便秘时用力屏气而导致心肌梗死的老年人并不少见。必须引起老年人足够的重视，要保持大便通畅。

（6）吸烟、大量饮酒。吸烟和大量饮酒可通过诱发冠状动脉痉挛及心肌耗氧量增加而诱发急性心肌梗死。

三、脑出血

脑出血（脑溢血）是指原发性非外伤性脑实质内出血，也称自发性脑出血，占急性脑血管病的 20%～30%。最常见的病因是高血压合并动脉硬化。脑出血的病死率和致残率均较高。

1. 主要临床表现

多发生在 50 岁以上的人群中，男性多于女性；体力活动或情绪激动时发病；多无前驱症状，部分人可出现头痛、眩晕、手脚麻木、无力等前驱症状；起病较急，症状于数分钟至数小时达高峰；有肢体瘫痪、失语等局灶定位症状和感到剧烈头痛、喷射性呕吐、意识障碍等全脑症状；发病时血压明显升高。

2. 救护处理原则

让患者保持安静，避免搬动，取头高足低卧位，头转向一侧，以防口腔内的分泌物及舌根后坠堵塞呼吸道而引起窒息。必要时可给予吸氧、降压药和止血药等。广播请乘客中的医师参加抢救，并向地面报告做好急救准备。

如果是空勤人员出现相应症状，应立即让其离开工作位置，落地后送医院诊治并做健康鉴定。

职场小贴士

脑出血的八大先兆性表现

（1）出现头痛，往往是最先表现的情况，而且也是最普遍的情况。

（2）出现头晕，有的时候是因为颅内压过高，从而造成间接性脑供血不足而形成。

（3）出现恶心、呕吐等，有的人先是恶心，后期才会逐渐形成呕吐。

（4）患者可能会出现肢体偏瘫及言语功能障碍等相应残疾情况。这种情况在临床上更加常见，所以一定要给予重视。

（5）产生癫痫，也就是四肢抽搐。

（6）有可能会造成认知功能下降。

（7）有可能会出现大小便失禁。

（8）有可能会造成共济失调，如走路不稳等。

读书笔记

四、晕厥

典型案例

民航资源网 2011 年 5 月 10 日消息：2011 年 5 月 7 日，在东航由浦东飞往长春的航班上，东航山东分公司段潇茜乘务组成功抢救了一名突发心脏病、情况危急的旅客，赢得了机上旅客们的一致好评。

5 月 7 日 MU5697 航班上客完毕后，乘务长段潇茜在客舱中做起飞前的安全检查，当她走到 8 排时，发现 8C 座位上的旅客面色有些苍白，呼吸深重。她急忙询问情况，同行的旅客说她晕

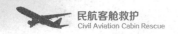

机，旅游了几天乘机都是这种状态，并说乘机前已服过晕机药。见此情况，乘务长帮旅客打开通风口，盖好毛毯，并安慰旅客不要紧张，同时提醒同行旅客如果这位旅客情况加重请马上通知乘务员。之后乘务长又交代后舱乘务员对该旅客加以关注。

飞机平飞后，乘务员马群在为旅客送点心时，注意到8C座位上的旅客突然头偏向一侧。她马上来到8排，呼唤该名旅客，而此时旅客已无意识。乘务员及时将这一情况通知了乘务长，乘务组一起把该旅客放平，使其仰卧平躺，同时，同行的旅客将自带的速效救心丸放入病人舌下含服三粒。乘务长仔细观察旅客的状况后决定为旅客提供氧气，并取来冰给该名旅客头部冰敷。经了解，该旅客一行都是卫生院的，这名旅客几天来坐飞机一直晕机严重，今天是最严重的，她平时心脏不太好但没有到服药的程度，目前晕厥，含服速效救心丸应该很有效。

两分钟之后，病人慢慢清醒，并将口中的药吐出，大家松了一口气。乘务长为旅客测量血压为80/50 mmHg，脉搏60次/分。由于该名旅客的生命指征都偏低，并且自己表示也有憋气的感觉，乘务组再次为这名旅客提供氧气，20分钟后又测量脉搏为70次/分，体温也有所回升，面色也变得红润一些。飞机下降前，旅客血压已恢复到95/60 mmHg，脉搏80次/分，并表示不需要地面救护和轮椅协助。

飞机平稳降落在长春机场，当乘务长把该旅客送到飞机门口时，旅客紧紧握着她的手说："给你们添麻烦了，真的谢谢了！"

此次急救，由于乘务组在巡视客舱时的认真细致和及时沟通，确保了抢救旅客的迅速有效。在整个急救的过程中，乘务组协作配合，有条不紊，让旅客在感受东航"以客为尊倾心服务"服务理念的同时，更体会到了东航乘务员处理突发事件的训练有素。

晕厥又称昏厥，是大脑一时性缺血、缺氧引起的短暂的意识丧失。多数在久立不动、站立排尿、过度疲劳、剧痛、受惊、恐惧、过度悲伤、出血或血糖过低等情况下发生。

1. 主要临床表现

晕厥前患者意识尚清楚，但有头昏、眼花、黑视、恶心、呕吐、出汗、面色苍白、四肢无力、脉搏增快和血压下降等症状。低血糖者可伴有饥饿感。若病情进一步发展，则会进入晕厥期，丧失意识。

2. 救护处理原则

让患者立即平卧，头略放低，垫高下肢，松开衣服，可针刺人中、十宣、百会穴，或用手指掐按人中穴；可给患者喝温热的糖水，必要时可给患者吸氧或做针灸。经过上述处理，一般情况下患者可慢慢恢复正常。

如有飞行人员发生晕厥，机组人员应重新安排工作，视情况与地面联系。归队后立即向航医汇报，送医院进行全面检查，查明原因，做出健康鉴定结论。

职场小贴士

如果失去知觉时间较长，则立即通知机长，并考虑其他可能出现的严重情况。

单元二 消化系统疾病

消化系统疾病的临床表现除消化系统本身症状及体征外，也常伴有其他系统或全身性症状，有的消化系统症状还不如其他系统的症状突出。因此，必须认真收集临床资料，包括病史、体征、常规化验及其他有关的辅助检查结果，进行全面的分析与综合，只有如此才能得到正确的诊断。

一、急性胃肠炎

典型案例

读书笔记

民航资源网 2012 年 8 月 29 日消息：8 月 28 日下午在东航客舱部，来自上海科学技术学院的董事长朱先生拉着乘务三部客舱经理沈莉的手，激动地说："就是你，没错，就是你救了我！"

原来在半个月前，朱先生乘坐东航 MU5128 航班由北京飞往上海，途中突发疾病，得到机组的抢救，及时遏制住了病情。当天坐在 40 排 D 座的朱先生在飞机起飞后突然晕倒在座位上，后舱乘务长吴媛媛及时发现。她马上叫男乘务员苏文斌立刻向客舱经理汇报，同时立即安排乘务员黄钟雯在机上广播找医生，并来到朱先生旁边观察情况。客舱经理沈莉发现朱先生面色苍白，冷汗不断，果断让男乘务员将朱先生的领口敞开、皮带松开，同时疏散周围旅客，安排朱先生躺下。她蹲下身向朱先生问道，"先生，你有什么疾病吗？"当时朱先生已说不出话，只能虚弱地摇摇手。乘务长李倩马上给旅客吸氧，经过短暂的吸氧后，旅客微弱地说需要吃黄连素药片。恰好机上有位药剂医师，沈经理

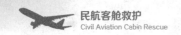

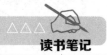
在征得其同意后马上拿来2粒药片喂朱先生服下，观察了一会儿后，又给他喝了一些带糖分的饮料。在喝了几口乘务员送上的橙汁后，朱先生才微弱说道，自己因工作原因在北京应酬，再加上一路上太劳累了，感觉可能是食物性中毒了。听到此处，沈经理叫来两位男乘务员抬着朱先生到靠近厕所的座位躺下休息。因朱先生一人乘机，无家属陪伴，这两位男乘务员一直陪伴在朱先生左右。这时机长也在空中联系好了地服，飞机一落地，地面就送上了轮椅，此时已是深夜23：10，沈莉执行完航班后，等不及回家，马上打电话给朱先生，关心询问朱先生有没有人来接机？朱先生回答说，司机正在接送他去医院的路上。听此沈莉才放下心，回到了家，过了一小时后，沈莉又给朱先生发了条短信，询问医生判断的结果怎样？朱先生回复到："急性肠胃炎，正在吊水，谢谢您关心，也感谢你们的热心帮助。"

病情好转后，朱先生想要找到当时的客舱经理好好地感谢乘务组，但那时他昏迷了，只迷迷糊糊感觉到有人抬着他，有人在旁边不停地说，凭着记忆他打电话到东航95530热线，又辗转到北京分公司客舱部打听咨询，但因他把沈莉记错成郑莉，最终几经波折又通过上海客舱部派遣室才终于找到沈莉的工作单位。于是出现开头一幕，沈莉对朱先生的出现有点惊讶，朱先生带来一面锦旗，上面的"机舱相助胜似亲人"八个大字道出了朱先生的感激之情，也对乘务组胜似亲人般的服务给予了肯定。

急性胃肠炎多发生在夏秋季节，因进食刺激性食物、暴饮暴食、腹部受凉或进食腐烂变质的食物等引起。

1. 主要临床表现

腹痛、腹泻、恶心、呕吐，重者可有发热、脱水、酸中毒，甚至休克等临床表现。

2. 救护处理原则

让患者平卧，安静休息，可饮温开水或淡盐水；服黄连素片0.2～0.3克，日服3次，东莨菪碱片一次0.2～0.3毫克，日服3次；针刺足三里、上脘、中脘、曲池等穴位。落地后向航医报告，做进一步诊治处理。

拓展阅读

急性胃肠炎的病因

（1）细菌和毒素的感染。常以沙门菌属和嗜盐菌（副溶血弧菌）感染最常见，毒素以金黄色葡萄球菌常见，病毒也可见到。

常有集体发病或家庭多发的情况。如吃了被污染的家禽、家畜的肉、鱼；或吃了嗜盐菌生长的蟹、螺等海产品及吃了被金黄色葡萄球菌污染了的剩菜、剩饭等而诱发本病。

（2）物理化学因素。进食生冷食物或某些药物，如水杨酸盐类、磺胺、某些抗生素等；或误服强酸、强碱及农药等均可引起本病。

二、消化性溃疡

消化性溃疡主要是指发生于胃和十二指肠的慢性溃疡，即胃溃疡和十二指肠溃疡。因其形成与胃酸 / 胃蛋白酶的消化作用有关，故称为消化性溃疡。其主要病因有幽门螺旋杆菌感染、非甾体类抗炎药、胃酸和胃蛋白酶、吸烟和酗酒、遗传、急性应激、胃十二指肠运动异常。其中，胃酸和胃蛋白酶是引起消化性溃疡的关键因素。

1. 主要临床表现

典型的消化性溃疡呈慢性过程、周期性发作，上腹痛呈节律性。如胃溃疡，多在患者进食 0.5 ～ 1 小时开始疼痛，进食后不能缓解；而十二指肠溃疡，多在患者进食 3 ～ 4 小时发作，即在饥饿时疼痛，进食后能缓解。消化性溃疡可伴有灼热感，有时有嗳气、反酸、恶心呕吐和消化不良等症状。

2. 救护处理原则

急救处理主要是缓解疼痛，可服复方氢氧化铝、氢氧化铝凝胶、东莨菪碱片；针刺足三里、中脘、内关等穴位；若为十二指肠溃疡可进食苏打饼干等碱性食物。

若是空勤人员发病，除缓解疼痛处理外，下机后应接受消除病因、缓解症状、愈合溃疡、防止复发和防止并发症的正规治疗。

读书笔记 △△△

拓展阅读 ///

消化性溃疡的预防

消化性溃疡的形成和发展与胃液中的胃酸和胃蛋白酶的消化作用有关，故切忌空腹上班和空腹就寝。在短时间内（2 ～ 4 周）使溃疡愈合达瘢痕期并不困难，而关键是防止溃疡复发。溃疡反复发作危害更大。戒除不良生活习惯，减少烟、酒、辛辣、浓茶、咖啡或某些药物的刺激，对溃疡的愈合及预防复发有重要意义。

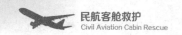

三、急性胃出血

急性胃出血是上消化道出血的最常见原因，约占70％。引起急性胃出血的常见疾病是胃溃疡、十二指肠球部溃疡、胃癌、急性糜烂性出血性胃炎、口服阿司匹林或肾上腺糖皮质激素等药物引起的急性溃疡、严重烧伤和大手术等引起的应激性溃疡等。

1．主要临床表现

出血前多数患者先有溃疡症状加重、药物失灵的临床表现。急性大出血时，可表现为呕血及黑便，常有面色苍白、昏厥、脉快、血压下降、出冷汗等症状。出血后疼痛多数减轻或消失。

2．急救处理原则

让患者平卧，安静休息，禁食；可广播请乘客中的医师参加抢救；可注射止血药，如仙鹤草素等。注意观察患者的脉搏和血压变化，并与地面联系，做好抢救准备工作。

拓展阅读 ///

急性胃出血的预防

（1）充分休息，避免熬夜及过度劳累。加强体育锻炼是治疗的关键，可以经常慢跑，打太极拳等。

（2）三餐定时定量，宜少量多餐，不可暴饮暴食，进餐要细嚼慢咽，且心情要放松，饭后略做休息再开始工作。

（3）保持心情愉快，不要悲观，减少无谓的烦恼。胃是最受情绪影响的器官之一。

（4）避免酒类、咖啡因（咖啡、浓茶、可乐、可可亚）、辣椒、胡椒等刺激性食物摄取，食物也不宜过甜、过咸及过冷、过热。

（5）规律饮食，不要暴饮暴食，按时吃饭，饮食宜清淡，少食辛辣、煎炒、油炸、烈酒等不消化和刺激性食物，多食水果、蔬菜和纤维性食物，多饮水。

（6）减少诱发因素，包括戒烟、不饮烈性酒，加强自我保健，注意生活饮食规律。同时，尽可能少服用对胃黏膜有损伤的药物，如必须服用，应加服H2受体拮抗剂或碱性抗酸剂、胃黏膜保护剂、质子泵抑制剂等。

（7）凡溃疡病复发次数多、溃疡愈合慢、曾出现并发症（如上消化道出血、溃疡穿孔、幽门梗阻）的病人应坚持治疗。

（8）对年龄大、全身有较严重的伴随疾病或需经常服用非甾体抗炎药（如阿司匹林、吲哚美辛等）的患者，应给予维持治疗。

（9）对有溃疡病复发症状者，原则上应进行胃镜检查，以确定是否复发、是否仍为良性溃疡。要警惕极少数良性胃溃疡在反复破坏和再生的慢性刺激下发生恶变。

（10）在认真进行维持治疗的同时或停药后不久即出现溃疡病复发者，应及时去医院复诊，了解是否又有幽门螺旋杆菌感染或伴有其他疾病，以免耽误诊断和正确治疗。

四、急性胃穿孔

急性胃穿孔是消化性溃疡的并发症，常在过分饱食、饥饿、剧烈运动或腹部外伤之后发生。

1. 主要临床表现

患者胃穿孔后会出现突然上腹剧烈疼痛，难以忍受，伴有恶心呕吐、烦躁不安及休克等症状，上腹部呈板样强直，伴有明显压痛与反跳痛等。

2. 急救处理原则

患者须绝对禁食，与急性胃出血的急救处理方法基本相同。飞机在就近机场降落后，应立即送患者到医院抢救。

职场小提示

急性胃穿孔的并发症

（1）休克。穿孔后剧烈的化学性刺激可引起休克症状。病人出现烦躁不安、呼吸浅促、脉快、血压不稳等表现。随着腹痛程度的减轻，情况可趋稳定。此后，随着细菌性腹膜炎加重，病情又趋恶化，严重者可发生感染（中毒）性休克。

（2）急性腹膜炎。全腹肌紧张如板状，压痛显著，拒按，反跳痛。

五、急性阑尾炎

急性阑尾炎多数是由于急性感染或梗阻引起的急性炎症。严重者可化脓或穿孔。

1. 主要临床表现

急性阑尾炎常突然发生，疼痛多起于上腹或脐周围，数小时后转至右下腹疼痛，疼痛可分为持续性或阵发性。阑尾区，即右下腹，有局限性压

读书笔记

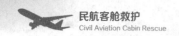

痛及反跳痛，这是急性阑尾炎的主要特征。急性阑尾炎常伴有恶心、呕吐，体温正常或略有升高等临床表现。

2. 急救处理原则

让患者安静休息，取半卧位，不要急于服用止痛药，以免掩盖病情、延误诊断和抢救；可针刺足三里、曲池、阳陵泉等穴位；与地面联系，做好急救准备工作。

职场小提示

急性阑尾炎的并发症

（1）腹膜炎。局限性或弥漫性腹膜炎是急性阑尾炎常见并发症，其发生、发展与阑尾穿孔密切相关。穿孔发生于坏疽性阑尾炎，但也可发生于化脓性阑尾炎的病程晚期。

（2）脓肿。这是阑尾炎未经及时治疗的后果，在阑尾周围形成的阑尾脓肿最常见，也可在腹腔其他部位形成脓肿，常见部位有盆腔、膈下或肠间隙等处。

（3）内、外瘘。阑尾周围脓肿如未及时引流，则可向肠道、膀胱或腹壁突破，形成各种内瘘或外瘘。

（4）化脓性门静脉炎。阑尾静脉内的感染性血栓可沿肠系膜上静脉至门静脉，导致门静脉炎，进而可形成肝脓肿。

六、急性胰腺炎

急性胰腺炎是多种病因导致胰酶在胰腺内被激活后引起胰腺组织自身消化、水肿、出血甚至坏死的炎症反应。临床以急性上腹痛、恶心、呕吐、发热和血胰酶增高等为特点。临床病理常把急性胰腺炎分为水肿型和出血坏死型两种。水肿型病变轻，以胰腺水肿为主，临床多见，病情常呈自限性，预后良好，又称为轻症急性胰腺炎；出血坏死型病变重，以胰腺出血坏死为主，常继发感染、腹膜炎和休克等，病死率高，称为重症急性胰腺炎。

1. 主要临床表现

多在饱餐或饮酒后突然发生，为持续性刀割样疼痛，阵发性加重，疼痛多位于上腹正中或左上腹，并向左腰部及肩胛下区放射，多伴有恶心呕吐、发热等临床表现，一般止痛剂不能缓解。

2. 急救处理原则

患者需要禁食，可给予阿托品或杜冷丁止痛；针刺内关、上脘、足三里等穴位；请机上乘客中的医师进行诊治；飞机在附近机场降落后，一般需送患者到医院进一步诊治。

急性胰腺炎的病因

急性胰腺炎的病因迄今仍不十分明了，胰腺炎的病因与过多饮酒、胆管内的胆结石等有关。

（1）梗阻因素。胆道蛔虫、乏特壶腹部结石嵌顿、十二指肠乳头缩窄等导致胆汁反流。如胆管下端明显梗阻，胆道内压力甚高，高压的胆汁逆流胰管，造成胰腺腺泡破裂，胰酶进入胰腺间质而发生胰腺炎。

（2）酒精因素。长期饮酒者容易发生胰腺炎，在此基础上，某次大量饮酒和暴食，促进胰酶的大量分泌，致使胰腺管内压力骤然上升，引起胰腺泡破裂，胰酶进入腺泡之间的间质而促发急性胰腺炎。酒精与高蛋白高脂肪食物同时摄入，不仅会促使胰酶的分泌增加，同时又可引起高脂蛋白血症。这时胰脂肪酶分解甘油三酯释出游离脂肪酸而损害胰腺。

（3）血管因素。胰腺的小动、静脉急性栓塞、梗阻，发生胰腺急性血循环障碍而导致急性胰腺炎；另一个因素是建立在胰管梗阻的基础上，当胰管梗阻后，胰管内产生高压，将胰酶被动性地"渗入"间质。由于胰酶的刺激，引起间质中的淋巴管、静脉、动脉栓塞，继而胰腺发生缺血坏死。

（4）外伤。胰腺外伤使胰腺管破裂、胰腺液外溢及外伤后血液供应不足，导致发生急性重型胰腺炎。

（5）感染因素。急性胰腺炎可因各种细菌感染和病毒感染而发生，病毒或细菌通过血液或淋巴进入胰腺组织，而引起胰腺炎。一般情况下这种感染均为单纯水肿性胰腺炎，发生出血坏死性胰腺炎者较少。

（6）代谢性疾病。与高钙血症、高脂血症等病症有关。

（7）其他因素。如药物过敏、血色沉着症、遗传等。

七、急性腹泻

肠黏膜分泌旺盛与吸收障碍、肠蠕动过快，致排便频率增加，粪质稀薄，含有异常成分，称为腹泻。急性腹泻起病急骤，每天排便可达10次以上，粪便量多而稀薄，排便时常伴腹鸣、肠绞痛或里急后重。慢性腹泻是指病程达两个月以上的腹泻。

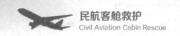

拓展阅读

急性腹泻的原因

（1）细菌或病毒感染，多见于细菌性痢疾和肠炎、伤寒、急性胃肠炎、流行性感冒及消化不良等。

（2）寄生虫病，如阿米巴痢疾、血吸虫病等。

（3）中毒性腹泻，如误服砷、汞、毒蕈等有毒物质等。

急性腹泻机上急救处理方法如下：

（1）让病人安静休息，进食易消化的稀软食物，避免给予刺激性食物，补给充足水分，最好饮用加入少量食盐的温热开水，也可饮用各种果汁饮料，不可饮用牛奶或汽水等。

（2）非感染性腹泻，可用复方苯乙哌啶、黄连素、痢特灵等；感染性腹泻应服用抗生素治疗。

（3）腹泻若伴有呕吐或腹泻严重，应报告机长，并与地面联系，做好抢救准备工作。

八、胆石症

胆石症即胆结石，又称胆石症。其按发病部位可分为胆囊结石、胆总管结石、肝内胆管结石病或上述多部位同时并发。

1. 主要临床表现

右上腹绞痛，可向右肩背放射，常伴有恶心、呕吐，有时可发热或出现黄疸等，严重者可出现休克症状。

2. 急救处理原则

镇静止痛，可服东莨菪碱或阿托品；针刺或按摩肝俞、胆俞、日月等穴位，止痛效果较好。

职场小贴士

空勤人员应特别注意隐形胆结石，平时虽无症状，但也有在空中突然发作的可能，如有此病，应及早检查治疗，以免危及飞行安全。飞行员患结石（含胆结石和泌尿结石）无论有无症状均应在停飞治愈后才能飞行。

单元三　呼吸系统疾病

呼吸系统疾病是一种常见病、多发病，主要病变在气管、支气管、肺部及胸腔，病变轻者多咳嗽、胸痛、呼吸受影响，重者呼吸困难、缺氧，甚至呼吸衰竭而致死。在城市的死亡率占第 3 位，而在农村则占首位。更应重视的是由于大气污染、吸烟、人口老龄化及其他因素，国内外的慢性阻塞性肺病（简称慢阻肺，包括慢性支气管炎、肺气肿、肺心病）、支气管哮喘、肺癌、肺部弥散性间质纤维化，以及肺部感染等疾病的发病率、死亡率有增无减。

拓展阅读

呼吸系统及其功能

机体与外界环境之间的气体交换过程，称为呼吸。通过呼吸，机体从大气摄取新陈代谢所需要的氧气，排出所产生的二氧化碳。因此，呼吸是维持机体新陈代谢和其他功能活动所必需的基本生理过程之一，一旦呼吸停止，生命也将终止。

呼吸系统由呼吸道和肺组成。呼吸道由鼻、咽、喉、气管、支气管和肺内的各级支气管分支组成，是气体出入肺的通道。肺是最主要的呼吸器官，是进行气体交换的场所。肺主要由反复分支的支气管及其最小分支末端膨大形成的肺泡共同构成。肺泡是人体与外界不断进行气体交换的主要场所。通过肺泡内的气体交换，血液由含二氧化碳多的静脉血变成含氧气多、二氧化碳少的动脉血。

肺脏和心脏是人体进行气体交换及将携氧血液输送至全身组织的重要器官。心搏骤停，血液循环终止，全身组织器官出现缺氧，尤其以脑组织对缺血、缺氧最为敏感。大脑是人体耗氧量最高的组织，其质量仅占人体自身质量的 2%，血流量占全身的 15%，耗氧量占全身总耗氧量的 20%～30%，婴幼儿脑耗氧量可高达 50%。

读书笔记

一、气道异物阻塞

气道异物阻塞是指某些物体堵塞在呼吸道内，导致空气无法进入肺部，因而影响正常呼吸，严重者可导致死亡。患者如在进食时或刚进食后出现清醒状态下的呼吸困难或不能呼吸，或者说不出话来，应该怀疑是气道异物阻塞。

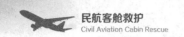

读书笔记

1．主要临床表现

（1）皮肤苍白，然后发紫甚至变黑。

（2）显得极度紧张，说不出话来。

（3）患者用手抓自己喉部。

（4）人工呼吸时，口对口吹气，吹不进患者肺内。

2．救护处理原则

（1）立即尝试用手指取出异物，速度最要紧。

（2）鼓励患者用力咳嗽。

（3）用力以手掌叩拍患者背部双肩胛之间。

（4）采用腹部推挤法，从后方以双手抱患者，一只手握拳放在上腹部横膈下方，另一只手抓住此拳，然后向内上用力猛推数次，待患者皮肤颜色好转后以手指探查口腔取出异物，如图3-1所示。

（5）对倒地的患者可以骑跨在大腿上进行腹部推挤，如图3-2所示。

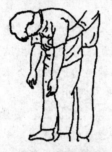
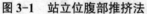
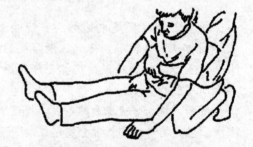

图3-1　站立位腹部推挤法　　　图3-2　坐位腹部推挤法

（6）对无法站立者，可采用仰卧位腹部推挤法，如图3-3所示。

（7）在异物没有排除之前应避免口对口吹气，否则异物将可能进入更深，从而更难解除阻塞。

（8）儿童气道阻塞时，也可采用腹部推挤法，力量应小一些，如图3-4所示。

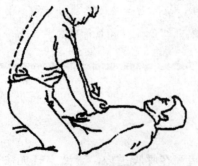
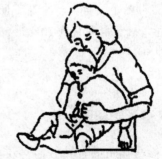

图3-3　仰卧位腹部推挤法　　　图3-4　儿童单手腹部推挤法

（9）婴儿气道阻塞时，应采用拍背推胸法，轻拍婴儿背部4次，按压胸部4次，操作时保持头部位置较低。

拓展阅读：

气道阻塞的类型

异物可导致患者呼吸道部分阻塞或完全阻塞。患者感到极度难受，常常会用手呈 V 形放在颈前的喉部，如图 3-5 所示。

（1）气道不完全阻塞，患者可以有咳嗽、喘气或咳嗽微弱无力，呼吸困难，患者张口吸气时，可以听到异物冲击性的高啼声。面色青紫，皮肤、甲床和口腔黏膜发绀。

（2）气道完全阻塞，患者面色晦暗、青紫，不能说话，不能咳嗽，不能呼吸，很快窒息，昏迷倒地，呼吸停止。

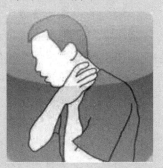

图 3-5 V 形手势

二、窒息

人体的呼吸过程由于某种原因受阻或异常，所产生的全身各器官组织缺氧，二氧化碳潴留而引起的组织细胞代谢障碍、功能紊乱和形态结构损伤的病理状态称为窒息。当人体内严重缺氧时，器官和组织会因为缺氧而广泛损伤、坏死，尤其是大脑。气道完全阻塞造成不能呼吸只要 1 分钟，心跳就会停止。只要抢救及时，解除气道阻塞，呼吸就会恢复，心跳也随之恢复。但是，窒息是危重症最重要的死亡原因之一。

1．主要临床表现

呼吸极度困难，口唇、颜面青紫，心跳加快而微弱，病人处于昏迷或半昏迷状态，紫绀明显，呼吸逐渐变慢而微弱，继而不规则，到呼吸停止，心跳随之减慢而停止。瞳孔散大，对光反射消失。

2．救护处理原则

（1）立即解除窒息原因或使患者脱离窒息场所。

（2）保持呼吸道通畅和吸入足够空气或纯氧。如呼吸停止应立即做人工呼吸。

（3）呼吸和脉搏恢复后应保持恢复体位（复原卧位）密切观察。

（4）尽快寻求医务人员帮助。

读书笔记 △△△

拓展阅读

窒息的病因

（1）机械性窒息，因机械作用引起呼吸障碍，如缢、绞、扼颈项部、用物堵塞呼吸孔道、压迫胸腹部及患急性喉头水肿或食物吸入气管等造成的窒息。

（2）中毒性窒息，如一氧化碳中毒，大量的一氧化碳由呼吸道吸入肺，进入血液，与血红蛋白结合成碳氧血红蛋白，阻碍了氧与血红蛋白的结合与解离，导致组织缺氧造成的窒息。

（3）病理性窒息，如肺炎等引起的呼吸面积的丧失。

（4）脑循环障碍引起的中枢性呼吸停止。

（5）新生儿窒息及空气中缺氧的窒息（如关进箱、柜内，空气中的氧逐渐减少等）。其症状主要表现为二氧化碳或其他酸性代谢产物蓄积引起的刺激症状和缺氧引起的中枢神经麻痹症状交织在一起。

三、哮喘

典型案例

中国民航报 2014 年 6 月 25 日消息：近日，在东航山东分公司段潇茜乘务组执飞的上海前往南充的航班 MU2421 上，一名座位在 32K 的旅客向乘务组求助。和该旅客同航班的母亲身体不舒服，呼吸困难。乘务长马上来到急病旅客的身边，发现旅客嘴唇发紫，脉搏快而乱，手心冰凉。与旅客家属沟通后，乘务长得知该旅客有哮喘病史，但自带药已托运。

乘务组立刻展开急救，通过广播寻找医生后，座位号 40L 的旅客主动与乘务员联络，表示她是护士，可以帮助对急病旅客的情况进行检查。经过初步诊断，这名护士旅客表示，该旅客需要持续吸氧和服用哮喘专用药物。乘务组马上取下氧气瓶为其吸氧，由于没有止喘药，再次广播求助于旅客。而另一位座位在 38A 旅客称自己是军医大的医生，有自备哮喘专用药——硫酸沙丁胺醇。经护士旅客及急病旅客家属确认后，急病旅客同意服下该药。此后，乘务员合理分工，始终监控着急病旅客的情况。随着时间的流逝，老人的身体状况逐渐好转。看到老人气色恢复，大家都松了一口气。

> 　　飞机落地前，乘务长向急病旅客家属询问是否需要安排救护车和担架，旅客表示不需要。于是，乘务组贴心地为其提供了到站轮椅服务。到达后，乘务组将老人慢慢挽下飞机，乘务长细心叮嘱她们尽快去医院就诊，以免耽误病情。急病旅客及家属被乘务员的热情服务所打动，连声说："谢谢，谢谢你们这一路的照顾。"

　　哮喘一般是指支气管哮喘，是由多种细胞（如嗜酸性粒细胞、肥大细胞、T淋巴细胞、中性粒细胞、气道上皮细胞等）和细胞组分参与的以气道慢性炎症为特征的异质性疾病，这种慢性炎症与气道高反应性相关，通常出现广泛而多变的可逆性呼气气流受限，导致反复发作的喘息、气促、胸闷和（或）咳嗽等症状。其强度随时间变化，多在夜间和（或）清晨发作、加剧，多数患者可自行缓解或经治疗缓解。支气管哮喘如诊治不及时，随病程的延长可产生气道不可逆性缩窄和气道重塑。

　　1. 主要临床表现

　　发作性伴有哮鸣音的呼气性呼吸困难或发作性咳嗽、胸闷。严重者被迫采取坐位或呈端坐呼吸，干咳或咳大量白色泡沫痰，甚至出现发绀等，有时咳嗽是唯一的症状（咳嗽变异型哮喘）。有的青少年患者则以运动时出现胸闷、咳嗽及呼吸困难为唯一的临床表现（运动性哮喘）。哮喘症状可在数分钟内发作，经数小时至数天，用支气管舒张剂缓解或自行缓解。某些患者在缓解数小时后可再次发作。夜间及凌晨发作和加重常是哮喘的特征之一。

　　2. 救护处理原则

　　（1）一般治疗。

　　1）对因治疗。如呼吸道感染，则需抗生素治疗。

　　2）对症处理。如发生喘息，则需解痉平喘治疗；若呼吸困难，则需保持呼吸道通畅，吸氧甚至给予机械通气治疗。

　　3）注意保暖，注意休息，避免受凉。

　　（2）药物治疗。

　　1）控制性药物。控制性药物是需要长期使用的每天用药，主要通过抗炎作用使哮喘维持临床控制，包括吸入糖皮质激素、全身用激素、白三烯调节剂、长效 $\beta2$ 受体激动剂、缓释茶碱、抗 1gE 单克隆抗体及其他有助于减少全身激素用量的药物。

　　2）缓解性药物。缓解性药物又称急救药物，这些药物通过迅速解除支气管痉挛，从而缓解哮喘症状，包括速效吸入和短效口服药 $\beta2$ 受体激动剂、全身用激素，吸入性抗胆碱能药物、短效茶碱等。

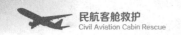

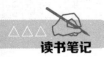

读书笔记

拓展阅读 ///

哮喘的病因

（1）遗传因素。个体过敏体质及外界环境的影响是发病的危险因素。哮喘与多基因遗传有关，哮喘患者亲属患病率高于群体患病率，并且亲缘关系越近，患病率越高；患者病情越严重，其亲属患病率也越高。

（2）变应原。

1）室内外变应原。尘螨是最常见、危害最大的室内变应原，是哮喘在世界范围内的重要发病原因，尘螨存在于皮毛、唾液、尿液与粪便等分泌物里。真菌也是存在于室内空气中的变应原之一，特别是在阴暗、潮湿及通风不良的地方。花粉与草粉是最常见的引起哮喘发作的室外变应原，其他如动物毛屑、二氧化硫、氨气等各种特异和非特异性吸入物。

2）职业性变应原。常见的变应原有谷物粉、面粉、木材、饲料、茶、咖啡豆、家蚕、鸽子、蘑菇、抗生素（青霉素、头孢霉素）、松香、活性染料、过硫酸盐、乙二胺等。

3）药物及食物。阿司匹林、普萘洛尔（心得安）和一些非皮质激素类抗炎药是药物所致哮喘的主要变应原。另外，鱼、虾、蟹、蛋类、牛奶等食物也可诱发哮喘。

（3）促发因素。常见空气污染、吸烟、呼吸道感染，如细菌、病毒、原虫、寄生虫等感染、妊娠及剧烈运动、气候转变；多种非特异性刺激，如吸入冷空气、蒸馏水雾滴等都可诱发哮喘发作。另外，精神因素也可诱发哮喘。

✈ 单元四　机上流产与分娩

一、机上流产

流产（俗称小产）最容易发生在怀孕的前三个月。当然，在胎儿脱离母体之前的任何时候都有可能发生流产。妊娠不足28周、胎儿体重不足1 000 g而终止者称为流产。在飞行过程中发生的流产称为机上流产，多发生在妊娠12周之内，属于早期自然流产。如处理不当或处理不及时，可能会遗留生殖器官炎症，或因大出血而危害孕妇健康，甚至威胁生命。

怀孕最初 3 个月是胚胎细胞分化期，也是易发生流产的时期，此时，飞机上的压力、噪声、空气等环境有可能对孕妇造成不良影响。

1．机上流产的症状

（1）腰部和腹部间歇性地疼痛，并伴有阴道出血。

（2）大量出血可发展成相当程度的休克。

（3）从阴道内清除了胎儿胎盘及胎膜（小胞衣）即流产完成，流血即停止。

2．机上流产的处置

（1）让孕妇躺在铺有塑料布的垫子上。

（2）备好大量的热水和经过消毒的、吸水性好的垫布或脱脂棉及卫生纸。

（3）检查孕妇脉搏、呼吸、血压，以确定是否有休克体征。

（4）可以使用一些止痛剂，如扑热息痛片等。

（5）用垫子将下肢垫高，以防休克发生。

（6）胎儿及其他妊娠物必须收集并保存在塑料袋等容器里，以备医生或助产士检查，防止因部分妊娠物未排出而导致的大出血。

（7）报告机长。因为不完全性流产会大量出血，可能发生休克，从而威胁孕妇生命，此时需要送医院进行抢救。

二、机上分娩

读书笔记

重庆时报 2014 年 7 月 4 日报道：昨天，微博网友 @ 亚楠 brief 发了一条消息被转发了 172 次，引起人们的注意："昨天，国航重庆公司执飞的 CA1877 航班乘务员齐心协力帮助旅客机上产子……母子平安！还是双胞胎！"

7 月 2 日，在国航 CA1877 北京飞往湛江的万米高空上，一位湛江孕妇出现早产迹象，执行本次航班的重庆空姐客串了一回助产士，"妇产科医生和神经脑内科医生奇迹般地出现在飞机上"，让人欣喜的是，母女平安，而且还是双胞胎——两个"急性子"的双胞胎姐妹顺利降生。

7 月 2 日当天，执行国航 CA1877 航班的，是国航重庆分公司阎晶乘务组，一组重庆空姐。

"孕妇陈妹是第四个登机的旅客。"后舱区长彭雪芮记得，她肚子大大的，当时还询问一下她怀孕情况，因为孕妇怀孕32周以上就不能乘坐飞机。

"我怀的是双胞胎，所以肚子大一些。"陈妹拿出医生的诊断说明，她怀孕30周，前一天刚刚做过产检，情况良好，准备回湛江待产。

彭雪芮引导陈妹找到座位，帮她放好行李，又拿来毛毯和小枕头，想让她尽可能坐得舒服点。

7:50航班从北京起飞。彭雪芮心里想着陈妹，又到后舱询问她。"都还好。"陈妹说。乘务组放心了，开始准备早餐。

9:20空姐李玉倩巡舱时，陈妹告诉她："我肚子痛起来了……"这时陈妹额头上已布满细密的汗珠。李玉倩心一下紧张起来，马上就去告诉了彭雪芮。

这组重庆空姐中，只有彭雪芮当了妈妈。她安慰陈妹不要紧张，扶着她去卫生间，检查是否有更明显的早产征兆。

陈妹从卫生间出来后说："已经开始有血迹流出了。"彭雪芮的心一下子提了起来，但她保持镇静，安抚了下陈妹的情绪，快步走到前舱报告乘务长阎晶。

两人简短商议后，开始广播找医生，把头等舱右侧布置成"临时产房"，用消过毒的头等舱毛毯和枕头铺好当产床，并安排陈妹躺下。此时，陈妹的阵痛一阵强过一阵。

令人庆幸的是，机上正好有两位休假的医生，湛江麻山区计划生育服务站妇产科医生邱坤云，广州医学院附属医院神经内科医生刘洲。两位医生诊断，孕妇即将早产。

"飞机应急药箱里有医用剪刀、医用橡胶手套、皮肤消毒剂及消毒棉签、脐带夹、注射器……空姐们客串的护士还准备好了毛巾和热水。"得知这一情况后，两位医生有了些信心。

"我当时发现婴儿胎位不正，不停给她按摩。"邱坤云说，"第一个婴儿还是屁股先出来的。因为孕妇不是初产，加上早产的孩子身体小，所以降生还算顺利。"

10:10，第一声婴儿的啼哭在万米高空的客舱内响起。"是个女孩儿，可能是机舱里气压的关系，有轻微的窒息。"邱坤云说。刘洲医生立即给孩子按摩，做心肺复苏。邱坤云则继续帮助陈妹生产第二胎。3分钟后，她的妹妹也来到了这个世界。空姐谢璐、张立梅、简莉用毛毯把姐妹俩包裹起来。

10:30，飞机急降广州。虽然双胞胎姐妹暂时正常，但毕竟是早产，飞机上医疗条件有限。

从接到乘务长的报告起，机长罗磊就做好了备降准备，并用空中系统同地面进行了联系求助。在两个婴儿出生 17 分钟之后，飞机平稳降落在了广州白云机场。

舱门开启后，早已准备好的地面医护人员立即来到客舱，将双胞胎姐妹和她们的妈妈接往医院。

飞机于当天下午 1 点半抵达湛江机场，正常到达时间是 11 点半。虽然晚点两个小时，但乘客们知晓是因为一对"急性子"的双胞胎时，高兴得鼓起了掌："就叫她们空中天使吧！"

昨天，陈妹说，"双胞胎还在保温箱里，还需观察 26 小时，如果没什么不良症状，就可以出保温箱了。"

"我真的是运气好，遇到这么好的乘务组，更庆幸的是飞机上还能找到医生。我当时痛得不怎么清醒，我希望能找到乘务组和医生，对他们表达我的感谢。"陈妹说。

生产不是疾病，而是正常的生理现象，事实上，绝大多数婴儿也都是自然降生的，是不需要任何干预的。所以，对飞机上发生的孕妇意外生产，空中乘务员所要做的仅仅是让分娩能顺其自然就足够了。

1. 症状

（1）产妇出现频尿及下腹坠感或有规律的腹痛。

（2）感觉在出现阵痛前有羊水从阴道流出（即早期破水）。

（3）阴道出血。

2. 分娩前的准备工作

分娩前的准备工作见表 3-1。

读书笔记

表 3-1　分娩前的准备工作

项目	内容
接生用具（品）的准备	（1）多准备一些热水和数个干净的盆。 （2）大量的棉花和吸水性好的拭纸。 （3）装废弃物的污物桶。 （4）剪刀 1 把（必备）。 （5）25 厘米左右长的绳子 3 根（必备）。 （6）塑料床单 1 条。 （7）将剪刀和绳子放在水中煮沸消毒约 10 分钟
婴儿用品的准备	（1）毯子 1 条，用来包裹婴儿。 （2）消毒纱布 1 块，用来敷包打结剪断的脐带残端
空中乘务员自身准备	（1）确定参加助产的乘务员。凡是有感冒或手与其他部位感染者均不得参加助产。 （2）剪去过长的指甲，并用肥皂彻底清洗手和前臂。 （3）将洗净的手在空气中晾干（如果有消毒手套就戴上）。双手洗干净后，不要再触摸未经消毒的东西，以便接触产道和婴儿

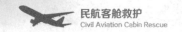

3．分娩的处置

分娩通常包括以下三个阶段：

（1）第一阶段：子宫颈较大。对于第一胎产妇来说，第一阶段可能需要 12 个小时以上，但也有较短的；对于非第一胎的产妇来说，第一阶段可能只需要 1～2 个小时或更短的时间。

1）第一阶段的主要表现。

①腰部和腹部有规律地疼痛，这预示着生产的开始。

②腹部痉挛似的疼痛，频率逐渐加快，强度逐渐增强。

③阴道出血，有时可能仅仅只有几滴，说明胎膜已破。

2）第一阶段的处置。

①选择一个合适的地方，以便能用帘子与舱内其他乘客隔开。

②在地板上放上便盆，让产妇小便。

③让产妇平躺，下面垫一条塑料床单。让产妇的头靠在枕头上，双膝抬起，脱光下身。

④将棉花或软布垫在产妇臀下，并给她上半身盖上毛毯保暖。

⑤保持舱内的安静，并安慰产妇。

（2）第二阶段：胎儿出生阶段。胎儿在该阶段经过骨盆从阴道产出。对于第一胎产妇来说，此阶段大约需要 1 个小时；而对于非第一胎的产妇来说，则需要的时间要短得多。

1）第二阶段的主要表现。

①腹痛的频率加快，每隔 2～3 分钟就疼痛一次；腹痛的程度加重；每次腹痛的时间延长，并伴有一种越来越强的胎儿要生下的感觉。

②会阴开始肿胀，在每次收缩时，都可以看到阴道内胎儿的头皮，预示即将分娩。

2）第二阶段的处置。

①当胎儿的头部出现在阴道口时，要将头部托住，并且在以后产妇每次收缩时都要将头部托住，因为只有通过反复地收缩才能将胎儿挤出产道，其间胎儿还会缩回去。为了避免将胎儿弄脏，可用干净纱布将产妇的肛门盖住，并且在胎儿头部缩回去之前，将肛门上的脏物擦干净。

②在两次收缩之间，告诉产妇停止向下使劲，并张开嘴做深呼吸。等下次收缩来临时再继续用劲。当胎儿的头出来时，要稳住他／她，不要让他／她出来得太快。

③当胎儿的头将转向一侧时，还应继续托住他／她，并把头放低，直到胎儿肩膀最上部出现在产道口时，再抬高头，使下肩分娩出来。

④当胎儿躯体出来时，将其托出产道。

⑤将新生儿放在产妇的两腿之间，因为此时新生儿的脐带仍然与母体相连。用拭纸将新生儿的口腔清理干净，等待第一声哭啼。如新生儿没有哭啼或没有呼吸，则应立即做呼吸循环的复苏。

⑥用毯子将新生儿包好，放在一边。

（3）第三阶段：胎盘和脐带排出阶段。

1）第三阶段的主要表现。

①胎盘从子宫壁分离。

②分娩后10～30分钟，产妇仍有轻微的收缩感觉和腹部疼痛。

2）胎盘排出阶段的处置。

①产妇继续躺着，两腿像分娩时那样分开，一旦她感觉胎盘将出来时，令其使劲。此时，不能用拉拽脐带的方法来帮助胎盘剥离。

②将胎盘和与之相连的胎膜装入塑料袋，留待医生和助产士检查。

③将产妇身体擦干净，垫上干净的卫生巾，嘱咐其休息。

3）脐带的处置。

①胎盘与新生儿通过脐带连接在一起，在分娩后约10分钟，脐带停止搏动。这时，用两条准备好的线绳在距离婴儿腹部15厘米和20厘米两处紧紧扎住。

②用消毒剪刀在结扎的脐带中间剪断，注意不要太靠近结头。

③用消毒纱布敷包脐带残端。

④10分钟后观察脐带残端是否有出血，并用剩下的线绳将距离婴儿腹部10厘米处的脐带残端结扎。

⑤如果有消毒纱布，就将脐带用消毒纱布敷包好；否则，就将脐带暴露在空气中。

拓展阅读

孕期卫生保健

（1）营养。妊娠后胎儿迅速发育生长，孕妇需要增加营养。孕妇所需要的蛋白质、矿物质及各种维生素的量均超过非妊娠时。一般主食不必增加，而主要是增加副食的种类和数量。多吃新鲜水果及各种蔬菜，少吃高脂肪的食物，注意食物中的营养调配，尽可能满足孕妇的营养需要。妊娠前及妊娠3个月内要补充叶酸，水果中猕猴桃、柚子、广柑、橘子、葡萄、苹果等均含有较多的叶酸，补充叶酸有利于胎儿的神经系统发育。

（2）休息。孕妇在妊娠期中可以做一些力所能及的工作，产前两周应休息，积极准备，等待分娩。

（3）睡眠。每晚保证8小时睡眠，午休1小时。每日休息9小时较合适。

（4）乳头卫生。乳头上新生的痂皮要经常用温水洗净及保持清洁。乳头内陷时应坚持经常向外牵引，争取在孕期中加以矫正，以免产生哺乳困难，乳头皲裂或不慎感染时应该及时就医，

读书笔记

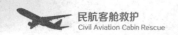

防止发生乳腺炎。

（5）防止便秘。应多喝开水，多吃蔬菜，养成定时排便的习惯，以防止便秘。尽可能不用泻药，必要时可用缓泻药。

（6）性生活。妊娠2～3个月时，胎盘尚未形成，同房容易引起流产，应避免。有流产史者，更应该绝对禁止。妊娠8个月以后，为了预防分娩时产生感染或诱发早产，也应禁止同房。

（7）其他。衣服以宽大轻软为宜，乳房及腹部不宜束紧。精神应保持愉快；宜多晒太阳，多呼吸新鲜空气。

单元五　其他机上常见疾病

一、晕机

典型案例

中国航空旅游网讯：2011年5月24日，在南航Z6303沈阳至深圳航班上，3排A座的张先生在飞机起飞后不久突然觉得呼吸困难，心脏不适，细心的乘务员沈哲发现了脸色苍白的张先生，马上通报乘务长并且通过广播寻找医生，而此时的张生先由于过度紧张导致病情加重，在相继出现呼吸困难、心律失常、寒冷症状后开始抽搐起来。有着20年飞行经验的乘务长徐霞马上将情况通报给机长，与此同时，乘务组正在客舱内实施抢救，乘务组将张先生平放在地板上，为其垫上枕头，盖上毛毯，并取下氧气瓶为其吸氧，按照乘务手册上的知识展开机上急救。终于，在持续的吸氧、按摩、用药之后，张先生开始慢慢恢复意识。后在医生帮助下，检测张先生的生命体征，证实他已无大碍，可以继续航程。

晕机在医学上称为晕动病。晕机症状因人而异，有轻重之分。与飞机起飞和降落的加减速度、空中气流颠簸的垂直速度及乘客自身的身体状态有关，主要是由于内耳的平衡机制过于敏感及恐惧而引起乘机中眩晕。晕机是飞机上最常遇见的病症。

因为民航飞行重视舒适性，飞机尽量避免进入扰流区，客机上设置比较舒适的躺椅，环境布置也使人舒畅。军事飞行则不可能有这些条件，因此发病率较高。晕机病会使飞行员精神涣散，工作能力下降，严重时，会使人极度疲惫，完全失去执行任务的能力。

　　1. 主要临床表现

　　（1）轻者表现为头痛、全身稍有不适、胸闷、脸色绯红。

　　（2）重者则脸色苍白发青、头痛心慌、表情淡漠、微汗。

　　（3）更严重的会出现浑身盗汗、眩晕恶心、呕吐不止等难以忍受的症状。

　　2. 救护处理原则

　　（1）空勤人员晕机预防。人的前庭功能的个体差异性很大，需要通过严格的医学检查来选拔前庭平衡功能不易发生晕机的人做飞行员。锻炼可以提高平衡功能的稳定性。定期执行飞行任务是维持稳定性的最好保证。地面锻炼的方法有主动的体育锻炼和被动的四柱秋千、旋转和摆荡等。主动体育锻炼和被动锻炼相结合的方法，对于偶尔出现轻度晕机的空勤人员，以及因长期停飞以致飞行耐力下降而引起晕机的空勤人员效果较好。空勤人员不宜用药物预防晕机病，因为抗运动病药物有抑制中枢神经的副作用。目前，体育疗法是采用得最多的、国内外学者公认的用于治疗空勤人员晕机病的有效方法。体育锻炼的项目如下：

读书笔记

　　1）全面锻炼项目。以全面增强体质为锻炼目的，主要包括跑步、跳高、跳远、掷铁饼、单杠、双杠和篮球等。

　　2）专项锻炼项目。以锻炼前庭功能为目的，主要包括旋梯、固定滚轮、活动滚轮、四柱秋千、摇头锻炼、翻滚和垫上运动等。

　　3）体育锻炼的注意事项主要如下：

　　①进行旋梯锻炼时，要按照不同的方向交替进行。

　　②四柱秋千的锻炼要循序渐进，睁眼、闭眼交替进行。

　　③进行转椅锻炼时，也要注意顺时针和逆时针方向交替进行，并从低速开始，逐渐加快速度。

　　（2）机上旅客晕动病防治。对于机上旅客，不能期望他们通过体育锻炼等方法来达到预防晕动病的目的。

　　1）药物防治。与空勤人员相比，机上旅客患晕动病不会危及飞行安全。因此，可以给他们使用一些药物来预防晕动病的发生（这种方法不允许应用于执行飞行任务的空勤人员），同时注意减少活动即可。这些药物包括氢溴酸东莨菪碱膜剂（贴片）；茶苯海明（又称乘晕宁或晕海机宁），

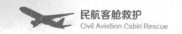

50 毫克 / 片，25 ～ 50 毫克 / 次，6 岁以下儿童减半，于乘飞机前半小时服用；盐酸地芬尼多（又称眩晕停），25 毫克 / 片，25 ～ 50 毫克 / 次，于乘飞机前半小时服用。

2）其他防治方法。乘机前一晚，保证充足的睡眠，第二天乘机有充沛的精力。具体注意事项如下：

①应在飞机起飞前 1 小时，至少也要提前半小时口服乘晕宁。

②尽量挑选距离发动机较远又靠近窗的座位，能减少噪声和扩大视野。

③在空中应尽量做一些精力集中的事和活动，如看书、聊天、听音乐等。

④保持空间定向是十分重要的。视线要尽可能放远，看远处的云、山脉和河流，不要看近处的云。

⑤给晕机旅客准备若干个清洁袋备用。

⑥帮助晕机旅客把座椅调整到躺卧位，松解束缚物。

⑦告诉晕机旅客保持头紧靠椅背不动，闭眼休息，同时深呼吸。

⑧打开通风口，开通新鲜空气，向晕机旅客介绍看书、听音乐可以分散注意力以减轻症状。

⑨可能时把晕机旅客尽量调整到座舱中部靠窗户的座位上，适当降低温度。

⑩在症状较轻的情况下，仍然不要中断集中精力的事和定向远眺；如果症状较重，应该安静、坐稳，最好是仰卧、固定头部。

⑪防止条件反射。发现座位相邻的旅客有呕吐的迹象时，应立即离开现场，避开视线。

⑫可用大拇指掐内关穴（内关穴在腕关节掌侧，腕横纹上约二横指，二筋之间）。

拓展阅读：

晕动病的发病机理

晕动病的发病机理目前尚未完全明了，但前庭器官和视觉系统的功能状态在其的发病过程中起着重要的作用，其他如皮肤压力感受器和本体感受器有时也参与发病或使症状加重。前庭器官的功能状态在晕动病的发病过程中起着最重要的作用，一个有力的佐证就是，前庭功能尚未发育成熟的小孩和丧失前庭功能的病人都不易患晕动病，而那些前庭功能"正常"但又不能适应过度强烈的刺激或前庭功能亢进的人最容易患晕动病。另外，在飞行过程中，由于气流不稳，使飞机上下颠簸，过度刺激内脏脏器和本体感受器，也可导致晕动病的发生。

条件反射的形成对本病的发病也有影响，如患晕动病比较严重的飞行人员，尽管是在地面，而且仅仅是听到飞机发动机的响声，也可以诱发出晕动病的症状来。关于晕动病的发病原因，还有一种更新的理论就是"神经匹配不当学说"。该学说认为，人在飞行环境中，由视觉、前庭器官和其他感受器所接受的外界对身体的刺激信息，与人们以往在地面上所形成的经验不一致，是产生晕动病的原因。

二、压耳

飞行中座舱压力的变化是出现压耳的根源。在飞机高度下降时，如果有感冒或鼻部炎症等情况或旅客睡眠则可能出现压耳的情况。

1. 主要临床表现

（1）耳痛、听力下降、耳鸣、鼓膜充血，严重者会穿孔。

（2）有时出现眩晕等。

2. 救护处理原则

（1）让旅客做吞咽动作、打呵欠、咀嚼口香糖，可能会起到平衡中耳内外气压的作用。

（2）出现耳部不适时也可以捏住鼻子闭上嘴，用力将肺内空气呼到口鼻咽腔内，这样就可以开通耳咽管达到压力平衡。

（3）以上方法单独进行效果不好时可以在吞咽的同时捏鼻子鼓气。

（4）如有鼻炎或感冒时可点用鼻黏膜收缩剂后再进行上述平衡气压的动作。

（5）预防的重要措施是在飞机下降过程中广播告诉旅客在飞机下降中易出现压耳者可做吞咽动作和捏鼻子鼓气来预防。

三、癫痫

典型案例

东航 2014 年 2 月 8 日消息：1 月 29 日，东航江苏公司 MU5350 航班（广州至淮安）上一名儿童突发癫痫，机组成员全力抢救，客舱里上演了满是温情的一幕，在万米高空传递了正能量。

当日下午，该航班于 17：00 准时起飞。起飞 5 分钟左右，32 排右侧呼唤铃响起，乘务员叶青上前询问时发现 32K 座位上的小朋友已经神志不清，于是立刻上前松开衣物按压其人中，

读书笔记

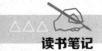

并立即报告给乘务长穆慧妹。穆慧妹在得知情况后，第一时间广播寻找医护人员，并报告给机长。幸运的是，在35K有位医生。经过医生初步诊断，孩子心跳加速、两眼斜视、意识不清，其他生命体征正常，疑似癫痫发作。穆慧妹安排专人看护该儿童并为其准备了湿毛巾擦拭身体，不停地揉搓脚心，按压虎口。

经病人家属描述，小朋友今年8岁，无任何病史。突发的情况立即引来其他旅客的关心。乘务组耐心地劝说，让其他旅客回到原位，给病人留出足够安静的空间。17：15，孩子开始抽搐口吐白沫，乘务员及时地帮助家属在其嘴里塞上毛巾，保持头部侧位，给予吸氧。考虑到航程时间长，且孩子一直意识不清，医生建议寻找备降机场，以使孩子得到及时有效的治疗。

机长得知此消息后，立即决定返航。"女士们，先生们，由于机上有病人需要急救，我们将返回广州白云机场……"机长广播响起，客舱里出奇的安静，没有叫嚣、不平与愤怒。此时此刻，孩子的生命大于一切！寒冷的冬天，万米高空中，大家用理解和支持搭建起爱的桥梁。17：55，航班顺利降落广州，早已准备好的医护人员第一时间登上飞机将孩子带上救护车。机组成员及时抢救患病儿童的行为得到了旅客的好评与肯定。

当天航班降落到淮安后，乘务组在清舱过程中发现一个双肩包无人认领，穆慧妹经过电话确认该包是生病小朋友的，同时她了解到孩子还要住院观察，暂时回不了淮安。于是，她辗转将书包交给第二天的乘务长并再三叮嘱将书包送到孩子的家人手上。大年初一的清晨，想到前两天的小朋友，穆慧妹不禁有些担心，于是她几经周折联系到病人的家属了解情况。孩子妈妈的话让穆慧妹彻底放了心。"世界如此之大，相遇便是缘分。孩子已无大碍，还需要观察下，书包已经联系过了，明天就去拿。再次感谢MU5350所有机组人员，感谢飞机上所有的旅客朋友，愿好人一生平安。"

癫痫俗称羊角风，是一种突发性、短暂性大脑功能失调性疾病。发病率较高，可发生于任何年龄，青少年尤为多见。

1. 主要临床表现

典型的大发作表现是突然意识丧失，尖叫一声倒地，全身抽搐、口吐白沫、两眼上视，有时可咬破唇舌、尿失禁、瞳孔散大，发作后可有疼痛。

典型的小发作表现是患者意识短暂丧失，突然停止正在进行的活动，两眼凝视，可伴咀嚼、吞咽等简单的不自主动作，或伴失张力如手中持物坠落等。发作过程持续 5 ～ 10 秒，清醒后无明显不适，对发作无记忆。

另外，应特别注意和重视空勤人员是否有此病。对怀疑有此病者，应做全面检查，严防空中突然失能的发生。

2. 急救处理原则

针刺或拇指掐患者人中穴，在其口中塞入手绢或纱布，以免咬伤舌、唇，同时为防止其他外伤，必要时可给以镇静、止痛药。

拓展阅读

癫痫病的病因

癫痫病的病因复杂多样，包括遗传因素、脑部疾病、全身或系统性疾病等。

（1）遗传因素。遗传因素是导致癫痫尤其是特发性癫痫的重要原因。分子遗传学研究发现，一部分遗传性癫痫的分子机制为离子通道或相关分子的结构或功能改变。

（2）脑部疾病。先天性脑发育异常：大脑灰质异位症、脑穿通畸形、结节性硬化、脑面血管瘤病等。

1）颅脑肿瘤：原发性或转移性肿瘤。

2）颅内感染：各种脑炎、脑膜炎、脑脓肿、脑囊虫病、脑弓形虫病等。

3）颅脑外伤：产伤、颅内血肿、脑挫裂伤及各种颅脑复合伤等。

4）脑血管病：脑出血、蛛网膜下腔出血、脑梗死和脑动脉瘤、脑动静脉畸形等。

5）变性疾病：阿尔茨海默病、多发性硬化、皮克病等。

（3）全身或系统性疾病。

1）缺氧：窒息、一氧化碳中毒、心肺复苏后等。

2）代谢性疾病：低血糖、低血钙、苯丙酮尿症、尿毒症等。

3）内分泌疾病：甲状旁腺功能减退、胰岛素瘤等。

4）心血管疾病：阿-斯综合征、高血压脑病等。

5）中毒性疾病：有机磷中毒、某些重金属中毒等。

6）其他：如血液系统疾病、风湿性疾病、子痫等。

另外，癫痫病因与年龄的关系较为密切，不同的年龄组往往有不同的病因范围，见表 3-2。

读书笔记 △△△

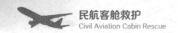

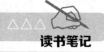

表3-2　不同的年龄组常见病因

新生儿及婴儿期	先天及围产期因素（缺氧、窒息、头颅产伤）、遗传代谢性疾病、皮质发育异常所致的畸形等
儿童及青春期	特发性（与遗传因素有关）、先天及围产期因素（缺氧、窒息、头颅产伤）、中枢神经系统感染、脑发育异常等
成人期	头颅外伤、脑肿瘤、中枢神经系统感染性因素等
老年期	脑血管意外、脑肿瘤、代谢性疾病、变性病等

四、低血糖症

典型案例

　　东航甘肃分公司客舱部2011年1月20日报道：2011年1月16日，在东航甘肃分公司MU2352航班上，乘务长段淑玲发现，最后一名登机的旅客明显处于不适状态。一经询问，旅客解释是因为感冒而引起的头晕，但是，观察旅客的状态，她感觉并不乐观，交代乘务组员重点监护这名旅客，并将情况向机长进行了汇报。

　　飞机起飞后，这名旅客状态依然没有好转，为了让他能够舒服点，段淑玲安排他平躺在座椅上休息。

　　12：20，这名旅客突然从座椅上翻落到地面上，开始呕吐，面色苍白，冷汗频出。在空警韩红兵和周翔的协助下，这名旅客被移到客舱过道里平躺下，乘务组立刻开始供氧，同时广播寻找医生。

　　12：40，旅客状态稍有缓解后，为方便救助，乘务组安排他到头等舱休息，这时，北京大学医学院纪教授、兰州总院董主任及兰医一院一名护士长来到了旅客身边，对这名旅客进行了检查，经检查，该旅客有明显的低血糖症状，且心律失常。针对病人的情况，医生建议乘务组为病人提供果汁以缓解低血糖症状，并亲自对病人进行了肌肉注射。经过紧急救治，这名旅客的病症明显好转，飞机落地后，乘务组将这名旅客送上了早已等候的地面救护车。

　　在整个救助过程中，机长焦守才多次关注并询问这名旅客的情况，并将情况向空中管制部门进行了汇报，空中管制部门也根据航路情况，让MU2352航班调整高度，缩短MU2352航程，联系好地面救护车。在飞机安全落地后，机长焦守才进行了讲评，对乘务组的及时施救、空警的大力协助进行了表扬，并专门写了一封表扬信。

让我们向 1 月 16 日 MU2352 机组全体成员表示由衷的敬意！

低血糖症是一组因多种原因引起的血糖过低所致的症候群，一般血糖在 2.8 mmol/L（55%）以下。其中最常见的是功能性原因不明的低血糖症，约占 70%。

1．主要临床表现

一般在饥饿时发病，其表现有心跳、眼花、出冷汗、面色苍白、四肢震颤、呼吸短促、心跳加快等。

2．急救处理原则

发现低血糖症病人后应立即让其平卧，安静休息，给以糖水、巧克力等，即可缓解症状。低血糖症若发生在空勤人员中，归队后应向航医汇报，做进一步检查分析，排除其他病理性疾病。

拓展阅读

低血糖症的病因

（1）空腹时低血糖。低血糖出现于早餐之前。

1）内分泌性。

①胰岛素或胰岛素样物质过多。如胰岛素瘤（包括良性、恶性和增生性）、胰外肿瘤如巨大纤维瘤或纤维肉瘤。

②氢化可的松（皮质醇）缺乏，肾上腺皮质功能减退，脑垂体前叶功能减退，生长激素缺乏，甲状腺功能减退症。

2）肝源性。

①严重弥漫性肝病。

②重度心功能衰竭伴肝脏淤血。

③肝酶异常，如肝糖原累积症、半乳糖血症、糖原合成酶缺乏症等。

3）过度消耗，摄入不足。

①妊娠空腹低血糖。

②慢性腹泻、长期饥饿、过度饮酒、肾性糖尿、肾衰竭晚期。

③严重营养不良。

（2）餐后低血糖。症状于进食后 2～5 小时出现，又称反应性低血糖。

读书笔记

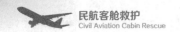

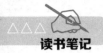

1）原因不明的功能性低血糖症。

2）2型糖尿病早期。

3）胃肠手术后低血糖，如胃有大部分切除、胃空肠吻合等。

4）亮氨酸引起的低血糖，由于对亮氨酸过度敏感引起胰岛素分泌过多。

（3）药源性低血糖。血糖为脑细胞的主要能量来源。低血糖时脑组织主要依靠脑本身及肝储备的糖原分解来维持代谢，而脑组织本身所储备的糖原有限，仅800 mg/dl，尤其是大脑皮质只含73 mg/dl。因此，血糖过低对肌体的影响以神经系统为主，尤其是脑和（或）交感神经。严重而长期的低血糖发作可引起广泛的神经系统病变。缺糖早期为脑充血、多发性出血点；后期由于Na^+、K^+进入细胞引起脑细胞水肿及出血性点状坏死，以大脑皮质、基底核、海马等处最明显；晚期神经细胞坏死、消失，脑组织软化。早期为大脑皮质受抑制，继而皮质下中枢包括基底核、下丘脑及自主神经中枢相继累积，最终影响中脑及延脑活动。脑部细胞越进化对缺氧、缺糖越敏感。

五、泌尿系结石

泌尿系结石是泌尿系的常见病。结石可见于肾、膀胱、输尿管和尿道的任何部位。但以肾与输尿管结石最为常见。

1. 主要临床表现

发病突然，剧烈腰痛，疼痛多呈持续性或间歇性，并沿输尿管向髂窝、会阴及阴囊等处放射；出现血尿或脓尿，排尿困难或尿流中断等，有时尿中可排出小结石，排出后症状可缓解。

2. 急救处理原则

让患者安静，可服镇静止痛药；针刺或按摩肾俞、膀胱俞、京门、照海等穴位；若疼痛靠近下腹部时，也可采取在大量饮水后进行原地跳跃运动，使结石进入膀胱，以缓解症状。

拓展阅读

泌尿系结石形成因素

其实许多因素都可影响泌尿系结石的形成。尿中形成结石晶体的盐类呈超饱和状态，尿中抑制晶体形成物质不足和核基质的存在，是形成结石的主要因素。

（1）流行病学因素。包括年龄、性别、职业、社会经济地位、饮食成分和结构、水分摄入量、气候、代谢和遗传等因素。上尿路结石好发于 20～50 岁，男性多于女性。男性发病年龄高峰为 35 岁。女性有两个高峰：30 岁及 55 岁。在第二次世界大战时，上尿路结石发病率降低，而在其间隙期间及近四十年来，发病率大大上升，提示与经济收入和饮食结构变化有关。实验证明，饮食中动物蛋白、精制糖增多，纤维素减少，促使上尿路结石形成。大量饮水使尿液稀释，能减少尿中晶体形成。相等高温环境及活动减少等也为影响因素，但职业、气候等不是单一决定因素。

（2）尿液因素。形成结石物质排出过多：尿液中钙、草酸、尿酸排出量增加。长期卧床，甲状旁腺机能亢进（再吸收性高尿钙症），特发性高尿钙症（吸收性高尿钙症——肠道吸收钙增多或肾性高尿钙症——肾小管再吸收钙减少），其他代谢异常及肾小管酸中毒等，均会使尿钙排出增加。痛风、尿持续酸性、慢性腹泻及噻嗪类利尿剂均使尿酸排出增加。内源性合成草酸增加或肠道吸收草酸增加，可引起高草酸尿症。

1）尿酸性减低，pH 增高。

2）尿量减少，使盐类和有机物质的浓度增高。

3）尿中抑制晶体形成物质含量减少，如枸橼酸、焦磷酸盐、镁、酸性粘多糖、某些微量元素等。

（3）解剖结构异常。如尿路梗阻，导致晶体或基质在引流较差部位沉积，尿液滞留继发尿路感染，有利于结石形成。

（4）尿路感染。大多数草酸钙结石原因不明。磷酸钙和磷酸镁铵结石与感染和梗阻有关。尿酸结石与痛风等有关。胱氨酸结石是罕见的家族性遗传性疾病，为尿中排出大量胱氨酸所致。

读书笔记

六、急性酒精中毒

酒精中毒俗称醉酒，是指患者一次性饮用大量酒精（乙醇）后发生的机体机能异常状态，对神经系统和肝脏伤害最严重。医学上可将其分为急性中毒和慢性中毒两种。前者可在短时间内给患者带来较大伤害，甚至可以直接或间接导致死亡；后者给患者带来的是累积性伤害，如酒精依赖、精神障碍、酒精性肝硬化及诱发某些癌症（口腔癌、舌癌、食管癌、肝癌）等。

1．主要临床表现

（1）呼吸中有酒精气味；

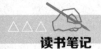

读书笔记

（2）嗜酒；

（3）部分或完全失去意识；

（4）脸红，继而又变苍白；

（5）脉搏跳动强烈，随后又变弱；

（6）如同睡觉般地呼吸；

（7）行为神志不清、讲话含糊、协调能力下降；

（8）恶心、呕吐。

2．急救处理原则

（1）不允许再喝酒；

（2）提供无酒精的饮料，建议不要进食咖啡因；

（3）鼓励进食，特别是高蛋白食品，如花生仁等；

（4）鼓励睡觉；

（5）要对患者保暖好并让其休息；

（6）提防呕吐或抽搐；

（7）观察重要体征。

拓展阅读

急性酒精中毒的病因

（1）酒精的代谢和一般伤害。酒精吸收后在体内的代谢主要分为三步：首先经肝代谢酶系统乙醇脱氢酶转化为乙醛，然后经乙醛脱氢酶催化氧化生成乙酸，最后代谢分解为二氧化碳和水。其中乙醛可刺激肾上腺素、去甲肾上腺素等的分泌，此时患者表现为面色潮红、心跳加快等。酒精具有直接的神经系统毒性、心脏毒性和肝脏毒性，因此，中毒后患者具有一系列神经系统表现异常，甚至发生昏迷及休克，另外，还可发生心脏病、低血糖和代谢性酸中毒。

（2）酒精的致死作用有如下情况：

1）窒息。酒精中毒昏迷者失去了自我防护功能，如果处于仰卧位或呕吐物堵塞呼吸道，就可导致窒息缺氧死亡。

2）诱发心脏病。酒精可诱发冠状动脉痉挛及恶性心律失常，进而导致心源性猝死的发生。

3）诱发脑出血。酒精可兴奋交感神经，造成血压急剧升高，进而导致脑出血发生。据统计我国每年有11万人死于酒精中毒引起的脑出血，占总死亡的1.3%。

4）其他。酒精可以诱发胰腺炎、低血糖昏迷、代谢紊乱等，这些都与患者死亡有关。

七、发热

致热原直接作用于体温调节中枢、体温中枢功能紊乱或各种原因引起的产热过多、散热减少，导致体温升高超过正常范围的情况称为发热。每个人的正常体温略有不同，而且受时间、季节、环境、月经等因素的影响。一般认为当口腔温度高于 37.5 ℃，腋窝温度高于 37 ℃，直肠温度高于 37.5 ℃ 或一日之间体温相差在 1 ℃ 以上，即发热。一般来说，体温可在剧烈运动、劳动或进餐后暂时升高。妇女在月经前和妊娠期间体温常稍高于正常体温。在高温作业时体温也可稍高。另外，老年人代谢率较低，其体温相对低于青壮年。

拓展阅读

发病的原因

（1）感染性发热。各种病原体，如病毒、肺炎支原体、立克次体、细菌、螺旋体、真菌、寄生虫等所引起的感染，无论是急性、亚急性或慢性，局部性或全身性，均可出现发热。

（2）非感染性发热。主要由于下列几类原因：

1）无菌性坏死物质吸收。

①机械性、物理性或化学性损害，如大手术后组织损伤、内出血、大血肿、大面积烧伤等。

②因血管栓塞或血栓形成而引起的心肌、肺、脾等内脏梗死或肢体坏死。

③组织坏死与细胞破坏，如癌变、肉瘤、白血病、淋巴瘤、溶血反应等。

2）抗原—抗体反应，如风湿热、血清病、药物热、结缔组织病等。

3）内分泌与代谢障碍，可引起产热过多或散热过少而导致发热。前者如甲状腺机能亢进；后者如重度失水等。

4）皮肤散热减少，如广泛性皮炎、鱼鳞癣等。慢性心功能不全时由于心输出量降低、皮肤血流量减少，以及水肿的隔热作用，致散热减少而引起发热，一般为低热。

5）体温调节中枢功能失常。

①物理性，如中暑。

②化学性，如重度安眠药中毒。

③机械性，如脑出血、硬膜下出血、脑震荡、颅骨骨折等。

6）植物神经功能紊乱。由植物神经功能紊乱，影响正常的体温调节所致，属功能性发热范畴，临床上常表现为低热。

读书笔记

1. 发热的伴随症状及临床意义

按照发热温度的高低（以口温为标准），可区分为下列几种临床分度：低热 37.4 ℃～ 38 ℃；中等热度 38.1 ℃～ 39 ℃；高热 39.1 ℃～ 41 ℃；超高热 41 ℃以上。发热伴随下列症状，有提示诊断的意义：

（1）伴寒战，常见于大叶性肺炎、败血症、急性胆囊炎、急性肾盂肾炎、流行性脑脊髓膜炎、钩端螺旋体病、疟疾及急性溶血性疾患等。

（2）伴结膜充血，常见于麻疹、咽结膜热、流行性出血热、斑疹伤寒、恙虫病、钩端螺旋体病等，类似兔眼的表现。

（3）伴单纯疱疹，可见于大叶性肺炎、流行性脑脊髓膜炎、间日疟等多种急性发热疾病。

（4）伴出血现象，常见于重症感染与血液病。前者如重症麻疹、流行性出血热、登革热、病毒性肝炎、斑疹伤寒、恙虫病、败血病、感染性心内膜炎、钩端螺旋体病等。后者如急性白血病、急性再生障碍性贫血、恶性组织细胞病等。

（5）伴淋巴结肿大，可见于传染性单核细胞增多症、风疹、恙虫病、淋巴结核、局灶性化脓性感染、丝虫病、白血病、淋巴瘤、转移癌等。

（6）伴肝、脾肿大，可见于传染性单核细胞增多症、病毒性肝炎、肝及胆道感染、布鲁菌病、疟疾、黑热病、急性血吸虫病、结缔组织病、白血病、淋巴瘤等。

（7）伴关节肿痛，可见于败血症、猩红热、布鲁菌病、结核病、风湿热、结缔组织病、痛风等。

2. 急救处理原则

（1）让病人安静休息，鼓励其多吃水果或饮汤水，适当时水中加少量食盐，以补充体内水分。

（2）可选用阿司匹林、APC、扑热息痛及消炎痛口服，幼儿可酌情使用 10%～ 15%安乃近滴鼻。

（3）物理降温可以采用 75%酒精或温水擦拭四肢、胸、背及颈等处，也可以用冰水或凉水浸湿毛巾冷敷，一般于前额或颈旁、腹股沟、腋下及窝等处冷敷，每隔 5 分钟左右更换一次湿毛巾。

（4）若病因明确，可采取相应的治疗措施。

八、头痛

头痛是指以头部疼痛为主要症状的一种痛症，是临床较常见症状之一。

拓展阅读

头痛的原因

头痛产生的原因十分复杂，有颅内的、颅外的；有头颅局部的，也有全身的；还有许多至今仍找不到病因的头痛。但由于过度劳累、紧张、受凉、睡眠少等原因引起的头痛最为常见，这种头痛经过休息、充足的睡眠即会消失，不大引起人们的重视。但某些疾病引起的头痛是一种信号，经过休息也不能恢复，应该引起重视。

1. 头痛的临床症状及临床意义

目前以头痛为主症者，多见于感染性发热疾病、高血压、鼻炎、三叉神经痛、颅内疾患、神经官能症、脑震荡和偏头痛患者。

头痛的相关症状及临床意义如下：

（1）剧烈头痛伴呕吐，说明颅内压升高，常见于脑出血、脑肿瘤、脑膜炎。

（2）阵发性偏头痛，每次发作数分钟，面部电击样剧痛，说话、饮食或洗脸可诱发，见于三叉神经痛。

（3）头痛表现为后枕部痛、跳动感，多见于高血压病，当血压正常时头痛消失。

（4）剧烈头痛伴眼眶痛，视力锐减，呕吐，多为急性青光眼。

（5）头痛伴鼻塞、流脓涕，上午轻，下午重，可能为鼻窦炎。

（6）头痛伴眩晕，可能为颈椎病、小脑出血、椎基底动脉供血不足。

2. 头痛的机上急救处理

（1）让病人安静休息，必要时应用小量镇静安眠药。

（2）突然出现剧烈头痛伴呕吐、血压高者，应尽快按脑出血等疾病急救。

（3）患者可服用少量止痛药，如去痛片、颅通定、安痛定等药进行临时止痛。

（4）急性青光眼引起的头痛，不要盲目服止痛药止痛，否则很快会引起失明。

（5）病因治疗，如高血压引起的头痛，可服用降压药；屈光不正引起的头痛可佩戴合适的眼镜；脑血管痉挛导致脑供血不足引起的头痛，可用扩张血管的办法进行止痛。

读书笔记

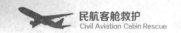

九、咯血与呕血

1. 咯血

咯血是指喉以下的呼吸道出血，经咳嗽动作从口腔排出，又称为咳血。

拓展阅读

咯血与呕血的病因

（1）咯血伴有发热，可能患有肺结核、支气管癌、流行性出血热、支气管扩张伴发感染、大叶性肺炎、肺脓肿等疾病。

（2）咯血伴有胸痛，可能患有大叶性肺炎、肺结核、支气管肺癌等疾病。

（3）咯血伴有呛咳，可能患有支气管肺癌、肺炎等疾病。

（4）咯血伴有皮肤黏膜出血，可能患有流行性出血热、血液病等。

（5）咯血伴有黄疸，可能患有钩端螺旋体病、大叶性肺炎、肺梗死等。

（6）咯血伴有进行性消瘦，可能患有肺结核、支气管肺癌。

咯血的机上急救处理如下：

（1）突然咯血时，让病人安静休息，垫高枕头，解开病人的衣领，保持呼吸道通畅。

（2）让病人保持情绪安定，当喉部痒有血或有痰时，应缓慢而轻轻地咳出，不要屏气或将血液吞咽入胃。

（3）少量咯血，可让患者静卧，安静片刻后，可以使咯血停止。

（4）大量咯血，并出现气急、胸闷、烦躁不安、面色青紫、大汗淋漓和神志不清时，可以使病人处于头低脚高位，撬开病人紧闭的牙关（有假牙者要取下），尽量用手指抠出病人口内的积血，还可以用手指压迫其舌根部，刺激咽喉，促使病人咳嗽排血或轻轻拍击病人的背部，使肺部和气管内的血块吐出来。

（5）对烦躁不安的病人可以适当应用镇静剂。

（6）注意观察患者病情变化，准确记录咯血量及生命体征的变化等。

2. 呕血

呕血是指病人将食管、胃、十二指肠、胰腺、胆道等消化器官因病变而导致的出血自口腔中吐出。未被呕出的血液可随大便排出，呈现柏油样便。

呕血的病因

（1）呕血伴有节律性上腹疼痛，可能是消化性溃疡。

（2）呕血伴无节律性上腹疼痛，且出血后上腹痛仍不缓解，可能是胃癌。

（3）呕血伴有黄疸，可能患有肝硬化、出血性肝管炎、钩端螺旋体病、重症肝炎、壶腹癌等。

（4）呕血伴有皮肤黏膜出血，可能是血液病、重症肝炎等。

（5）呕血伴有发冷、发热，右上腹绞痛者，可能为胆道出血。

（6）呕血伴有消瘦、食欲减退者，可能是胃癌。

呕血的机上急救处理如下：

（1）让病人侧卧，取头低足高位，保持环境安静，并应注意保暖。

（2）鼓励病人将呕吐出的血轻轻吐出，以防血凝堵住呼吸道而引起窒息。

（3）严重休克或剧烈呕吐者不能进食，其他可给予流质食物。

（4）患者出现大呕血且呕血不止，或出现休克时，应及时抢救。

十、鼻出血

鼻出血也称鼻衄，是临床常见的症状之一，可由鼻部疾病引起，也可由全身疾病所致。鼻出血多为单侧，少数情况下可出现双侧鼻出血；出血量多少不一，轻者仅为涕中带血，重者可引起失血性休克，反复鼻出血可导致贫血。

鼻出血的原因

（1）局部原因：鼻部损伤、鼻中隔偏曲、鼻部炎症、鼻腔和鼻窦及鼻咽部肿瘤、鼻腔异物等引起的鼻出血。

（2）全身原因：出血性疾病及血液病，急性发热性传染病，心血管系统疾病，其他全身性疾病（妊娠、绝经前期、绝经期、严重肝病、尿毒症、风湿热）均可引起鼻出血。

1. 鼻出血的临床表现

少量血呈点滴状，大量时可堵住鼻孔，血常经咽入胃。反复出血大于

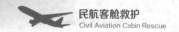

500毫升时可出现头痛、头晕、眼花、乏力、出汗。出血1 500毫升以上则出现休克征象。患者恐惧易引起血压升高，加大出血量。

2. 鼻出血的机上急救处理

（1）一般处理。

1）让患者保持镇静，安静休息，并让其坐在座位上头后仰，用拇、食两指紧捏鼻翼10～15分钟，同时张口呼吸。

2）用冷水冲洗鼻腔或把浸湿的毛巾、冰块（用手巾包住）敷于患者前额和鼻部，每隔5～10分钟更换一次。

（2）止血处理。根据出血的轻重缓急、出血部位、出血量及病因，选择不同的止血方法。

1）出血量小的止血处理。

①指压法：可用手指捏紧双侧鼻翼或将出血侧鼻翼压向鼻中隔10～15分钟，也可用手指横行按压上唇部位。

②局部止血药物：可应用棉片浸以1%麻黄素、1‰肾上腺素、3%过氧化氢溶液或凝血酶，紧塞鼻腔数分钟至数小时。

2）出血量大的止血处理。

①出血量大者用纱布、脱脂棉或普通棉花在清水中浸湿，用镊子轻轻填入鼻腔，稍紧一些，以便压迫出血点。持续3～5小时可止血。

②如有云南白药可撒在棉球上塞入患者鼻腔。

3）下机后处理。根据病情酌情选择烧灼法、前鼻孔填塞术、后鼻孔填塞术、经鼻内镜止血法、血管结扎术、鼻中隔手术等，也可采用全身治疗。

十一、失压病

失压病是由于高压环境作业后减压不当，体内原本已溶解的气体超过了过饱和界限，在血管内、外及组织中形成气泡所致的全身性疾病。

1. 主要临床表现

（1）关节和关节周围疼痛。

（2）腹部产生灼痛。

（3）皮肤出疹、刺痛、发痒。

（4）对冷、热的感觉敏感。

（5）中枢神经系统受影响，视力障碍，头痛。

2. 救护处理原则

（1）避免运动。

（2）受影响的身体部位避免活动。

（3）在飞机降低飞行高度之后，上述症状可能会缓解。

（4）为休克患者提供急救。

十二、中暑

中暑是指在温度或湿度较高、不透风的环境下，因体温调节中枢功能障碍或汗腺功能衰竭，以及水、电解质丢失过多，从而发生的以中枢神经和（或）心血管功能障碍为主要表现的急性疾病。

1. 主要临床表现

（1）体温高，皮肤热、红、干燥。

（2）呼吸、脉搏紊乱。

（3）可能抽搐。

（4）意识丧失。

2. 救护处置原则

（1）将患者安置于阴凉通风处。

（2）降低体温，如在腹股沟、腋下、颈部进行冷敷。

（3）如有必要，提供氧气。

（4）观察生命体征。

（5）为休克患者提供急救。

十三、毒品中毒

毒品是指国家规定管制的能使人成瘾的麻醉（镇痛）药和精神药。该类物质具有成瘾（或依赖）性、危害性和非法性。毒品是一个相对概念，临床上用作治疗目的即药品，如果非治疗目的的滥用就成为毒品。目前，我国的毒品不包括烟草和酒类中的成瘾物质。国际上通称的药物滥用也即我国俗称的吸毒。短时间内滥用、误用或故意使用大量毒品超过个体耐受量产生相应临床表现时称为急性毒品中毒。急性毒品中毒者常死于呼吸或循环衰竭，有时发生意外死亡。全球有200多个国家和地区存在毒品滥用。

吸毒除损害身体健康外，还给公共卫生、社会、经济和政治带来严重危害。第一次国际禁毒会议于1909年在上海召开，有13个国家代表参加，讨论阿片的国际管制问题，并通过有关麻醉品管制的"四项原则"，该原则被吸收到国际禁毒公约中。目前，毒品中毒已成为许多国家继心、脑血管疾病和恶性肿瘤后的重要致死原因。为号召全球人民共同抵御毒品危害，联合国把每年的6月26日确定为"国际禁毒日"。为保证人民身体健康和社会安定，我国政府对吸毒、制毒和贩毒的行为也加大了打击力度。

读书笔记

拓展阅读

毒品的分类

目前，我国可将毒品分为麻醉（镇痛）药品和精神药品两大类。本文重点介绍常见的毒品。

（1）麻醉（镇痛）药。

1）阿片类。阿片是由未成熟的罂粟蒴果浆汁风干获取的干燥物，具有强烈镇痛、止咳、止泻、麻醉、镇静和催眠等作用。阿片含有20余种生物碱（如吗啡、可待因、蒂巴因和罂粟碱等），其中，蒂巴因与吗啡和可待因作用相反，改变其化学结构后能形成具有强大镇痛作用的埃托啡。罂粟碱不作用于体内阿片受体。阿片类镇痛药能作用于体内的阿片受体，包括天然阿片制剂、半合成阿片制剂和人工合成的阿片制剂。体内尚有作用于阿片受体的内源性类阿片肽，其药理作用与阿片类药相似。

2）可卡因类。可卡因类包括可卡因、古柯叶和古柯膏等。可卡因为古柯叶中提取的古柯碱。

3）大麻类。滥用最多的是印度大麻，含有主要的精神活性物质依次是 Δ9-四氢大麻酚、大麻二酚、大麻酚及其相应的酸。大麻类包括大麻叶、大麻树脂和大麻油等。

（2）精神药。

1）中枢抑制药。镇静催眠药和抗焦虑药。

2）中枢兴奋药。经常滥用的有苯丙胺及其衍生物，如甲基苯丙胺、3，4-亚甲二氧基苯丙胺和3，4-亚甲二氧基甲基苯丙胺（俗称摇头丸）等。

3）致幻药。包括麦角二乙胺、苯环己哌啶、西洛西宾和麦司卡林等。

1．主要临床表现

（1）行为动作失去协调，瞳孔大小异常。

（2）出现幻觉、恶心。

（3）疼痛的敏感性降低。

（4）昏迷。

（5）对光、声音、温度等敏感。

（6）抽搐。

（7）呼吸减弱。

2．急救处理原则

（1）检查生命体征。

（2）提防呼吸停止、呕吐、抽搐。

（3）如有必要，给予吸氧。

（4）与患者交谈，已得到患者的信任并帮助保持意识清醒，询问患者病史。

（5）不给予含咖啡因的饮料。

（6）为休克患者提供急救。

（7）随时观察生命体征。

十四、休克

休克是肌体遭受强烈的致病因素侵袭后，由于有效循环血量锐减，组织血流灌注广泛、持续、显著减少，致全身微循环功能不良，生命重要器官严重障碍的综合征候群。

经典案例

2018年9月10日，某航班执行宜昌到汕头的飞行任务，14：33左右，途径长沙区域上空时，客机上一名乘客突然休克，失去知觉。情况非常紧急，机组人员申请优先着陆长沙黄花机场，并请求救护车及医生等医疗救助。

收到机组人员请求后，本着"以人为本、生命至上"的原则，湖南空管分局迅速启动应急预案。14：35，管制单位之间通报相关情况，协调空域管理相关方，申请空域资源。湖南空管分局第一时间指挥该航班下降高度，直飞黄花机场上空。事发时正值午后流量高峰时期，为保证该航班优先落地，累计调配10架航空器进行避让，为该航班争取到宝贵时间。14：50，该航班在长沙黄花机场安全落地，全程仅用了17分钟。航班落地后，患者被第一时间送往医院，得到了及时救助。

读书笔记

1. 主要临床表现

（1）休克早期。在原发症状体征为主的情况下出现轻度兴奋征象，如病人意识尚清醒，但烦躁焦虑，精神紧张，面色、皮肤苍白，口唇甲床轻度发绀，心率加快，呼吸频率增加，出冷汗，脉搏细速，血压可骤降，也可略降，甚至正常或稍高，脉压缩小，尿量减少。

（2）休克中期。患者烦躁，意识不清，呼吸表浅，四肢温度下降，心音低钝，脉细数而弱，血压进行性降低，可低于50 mmHg或测不到，脉压小于20 mmHg，皮肤湿冷发花，尿少或无尿。

（3）休克晚期。表现为DIC和多器官功能衰竭。

1）DIC表现。顽固性低血压，皮肤发绀或广泛出血，甲床微循环淤血，血管活性药物疗效不佳，常与器官衰竭并存。

2）急性呼吸功能衰竭表现。吸氧难以纠正的进行性呼吸困难，进行

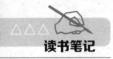

性低氧血症，呼吸急促，发绀，肺水肿和肺顺应性降低等表现。

3）急性心功能衰竭表现。呼吸急促、发绀、心率加快、心音低钝、可有奔马律、心律不齐。如出现心律缓慢、面色灰暗、肢端发凉，也属心功能衰竭征象。中心静脉压及脉肺动脉楔压升高，严重者可有肺水肿表现。

4）急性肾功能衰竭表现。少尿或无尿、氮质血症、高血钾等水电解质和酸碱平衡紊乱。

5）其他表现。意识障碍程度反映脑供血情况。肝衰竭可出现黄疸，血胆红素增加，由于肝脏具有强大的代偿功能，肝性脑病发病率并不高。胃肠道功能紊乱常表现为腹痛、消化不良、呕血和黑便等。

拓展阅读

休克的病因

（1）低血容量性休克。低血容量性休克为血管内容量不足，引起心室充盈不足和心搏量减少，如果增加心率仍不能代偿，可导致心排血量降低。

1）失血性休克。失血性休克是指因大量失血导致有效循环血量锐减而引起周围循环衰竭的一种综合征。一般15分钟内失血少于全血量的10%时，肌体可代偿。若快速失血量超过全血量的20%，即可引起休克。

2）烧伤性休克。大面积烧伤，伴有血浆大量丢失，可引起烧伤性休克。休克早期与疼痛及低血容量有关，晚期可由继发感染发展为感染性休克。

3）创伤性休克。创伤性休克的发生与疼痛和失血有关。

（2）血管扩张性休克。血管扩张性休克通常是由于血管扩张所致的血管内容量不足，其循环血容量正常或增加，但心脏充盈和组织灌注不足。

1）感染性休克。感染性休克是临床上最常见的休克类型之一，临床上以 G⁻ 杆菌感染最常见。根据血流动力学的特点分为低动力休克（冷休克）和高动力性休克（暖休克）两型。

2）过敏性休克。已致过敏的肌体再次接触到抗原物质时，可发生强烈的变态反应，使容量血管扩张，毛细血管通透性增加并出现弥散性非纤维蛋白血栓，血压下降、组织灌注不良可使多脏器受累。

3）神经源性休克。交感神经系统急性损伤或被药物阻滞可引起神经所支配的小动脉扩张，血容量增加，出现相对血容量不足和血压下降；这类休克预后好，常可自愈。

（3）心源性休克。心源性休克是指心脏泵功能受损或心脏血流排出道受损引起的心排出量快速下降而代偿性血管快速收缩不足所致的有效循环血量不足、低灌注和低血压状态。心源性休克包括心脏本身病变、心脏压迫或梗阻引起的休克。

2．急救处理原则

（1）将患者置于头低脚高或适合其病情的体位，不要垫高患者的头部。

（2）保持呼吸道通畅，尤其是休克半昏迷者。应将患者的下颌抬起，同时头侧向一侧。

（3）尽可能地使其舒适，注意保暖。

（4）吸氧。

（5）报告乘务长和机长，实行全航程监护。

拓展阅读

心脏骤停与机上死亡事件的处置

（1）心脏骤停。心脏骤停是指各种原因导致的心脏突然停止跳动，有效泵血功能消失，引起全身严重的缺血、缺氧。心脏骤停后往往很快伴随呼吸的骤停。心脏骤停88％是由心室颤动（室颤）等恶性心律失常引起的。正常情况下，心室肌纤维按60～100次/分钟的节律收缩，随着每次有力的收缩将足量的血液泵到全身。而心室颤动时，患者心室肌纤维收缩的频率可达250～600次/分钟，此时由于频率过快，心室收缩的幅度非常有限，几乎无法将血液泵出心脏。如果室颤期间采取有效的心肺复苏和电除颤，心跳就有可能恢复正常节律。否则，就会出现心脏猝死。心脏猝死中约80％由冠心病及其并发症引起，而这些冠心病患者中约75％有心肌梗死病史。在飞行途中，由于相对缺氧等不利因素，易诱发心脑血管事件，甚至平时貌似正常的隐匿型冠心病患者也有突发心脏骤停的可能。

1）心脏骤停的原因如下：

①心脏病：发生在严重心律失常的基础上，尤其是冠心病的急性心肌梗塞和急性心肌炎。

②意外事件：电击伤、严重创伤、溺水和窒息等。

③麻醉和手术中的意外。

④电解质紊乱：高血钾症、低血钾症、严重的酸中毒都可导致心脏骤停。

⑤药物中毒：如洋地黄、奎尼丁、灭虫宁等药物中毒都可引起心脏骤停。

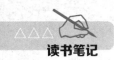
在航班上，绝大多数心脏骤停事件都是由成人的冠心病和其他心血管疾病所致，偶见儿童心脏骤停，多因进食果冻之类的食物引起的呼吸道异物梗阻所致。

2）心脏骤停后的主要生理改变。正常体温时，如果脑血流被阻断，10 秒后脑氧储备耗尽，20～30 秒后脑电活动消失，4 分钟后脑内葡萄糖耗尽，糖无氧代谢停止，5 分钟后脑内三磷酸腺苷（ATP）枯竭，能量代谢完全停止，4～6 分钟后脑神经元发生不可逆的病理改变。缺氧的耐受力不同，大脑为 4～6 分钟，小脑为 0～15 分钟，延髓为 20～30 分钟，脊髓为 45 分钟，交感神经节为 60 分钟。心肌和肾小管细胞不可逆的缺氧损伤阈值约为 30 分钟。肝细胞可支持缺氧状态 1～2 小时。由于氧可以从肺泡弥散至肺循环血液中，所以，肺组织能维持长达十几个小时的代谢。心脏骤停后，循环停止，如立即采取 CPR，使组织灌流量能维持在正常血供的 25%～30%，大多数组织细胞和器官，包括神经细胞均能通过低氧葡萄糖分解，获得最低需要量的 ATP。此时，心脏恢复正常心率的可能性很大，脑功能暂时不会受到永久性损伤。如果没有得到及时有效的抢救，心脏骤停将演变成心脏猝死。心脏猝死是指由于心脏原因引起的突然死亡。心脏猝死与心脏骤停的区别在于，前者是生物学功能的不可逆转的停止，而后者通过紧急治疗有逆转的可能性。

3）心脏骤停的临床表现。心脏骤停是临床死亡的标志，其主要表现如下：

①意识突然丧失，常伴有短暂抽搐。

②心音消失，颈、股动脉搏动消失。

③呼吸断续，呈叹息样，最终停止。

④皮肤苍白或口唇发绀，伴随出汗。

⑤全身肌无力，出现体位的突然变化。

4）心跳、呼吸停止的判断。在飞行途中，由于噪声和振动等因素，有时要快速准确地判断一个人心跳、呼吸停止是比较困难的，可从以下几个方面入手：

①确定意识丧失：大声呼喊、用力拍打或摇动患者无应答。

②确定脉搏消失：主要触摸颈动脉，不能摸到动脉搏动。

③确定呼吸停止：观察胸腹部无起伏，感觉鼻孔无气体呼出。

④面色灰白、口唇发绀，头面部和手心明显出汗。

⑤瞳孔散大，全身无力。

⑥强刺激无反应：刺激眶上神经或用指甲用力刺激患者皮肤无反应。

以上六个方面不一定从头到尾都检查一遍，假如成年患者无反应、没有呼吸或呼吸不正常（即只有喘息），就可以立即采取复苏措施。判断心跳、呼吸停止的时间，最好不超过10秒，以免耽误宝贵的抢救时机。即使判断失误，患者心跳、呼吸没有真正停止而实施心肺复苏，也无大碍，不会造成明显的伤害。

5）心脏骤停的转归。心脏骤停后，患者能否复苏和复苏后的恢复程度，取决于心肺复苏的五个环节是否完善、每个环节抢救措施的及时性和准确性、各环节连接的顺畅性、患者病情的危重程度及身体素质等因素。心脏骤停后，大多数人会死去，活下来的人中仅有不足1/3的人能完全恢复正常。据国内临床报道，心跳、呼吸停止后5分钟内实施心肺复苏，复苏成功率为37.5%；5～8分钟内复苏成功率为20.7%；超过8分钟者，无1例复苏成功。心脏骤停的转归按照概率大小排序，一般如下：

①脑死亡：发现较晚，错过最佳抢救时间或发病危重，缺氧、缺血很严重，脑组织细胞广泛坏死，虽经积极抢救，还是跌入不可逆转的生物学死亡的深渊。

②植物人：多见于急救条件不完善，此时大脑皮质几乎彻底损伤，但生命中枢受损不重，有自主呼吸、心跳，能被动进食，有消化和无意识排泄，不能说话，无有目的的自主活动。

③重度脑功能不全：大脑皮质没完全毁损，患者出现严重的脑功能障碍，生活不能自理。

④中度脑功能不全：多见于急救某个环节不及时或五个环节连接不太顺畅，大脑皮质部分细胞受到一定程度损伤。

⑤肾功衰：缺血、缺氧导致肾小球及肾实质的广泛损害。

⑥痊愈：只占较小的比例。发现早、及时启动心肺复苏急救系统、各环节抢救措施及时有效、各环节之间衔接快速流畅、患者无影响心肺复苏急救的其他潜在疾病、身体素质较好，以上所有因素必须全部具备，缺一不可。

（2）机上死亡事件的处置。机上死亡事件时有发生。其处置程序如下：

1）有医生在场时。

①请医生帮助确定是否死亡。如已经死亡，应及时填写紧急医学事件报告单，一式三份，由证明人、乘客医生和乘务长在相应位置分别签名。由于紧急医学事件报告单上没有设计死亡相关信息记录栏，可请医生乘客将抢救经过及死亡信息记录在报告单下方空白处或另附纸张记录，并签名。

②按照机长（或医生）指令搬移尸体。机长详细向地面报告机上所发生的情况。

③飞机到站后，将紧急医学事件报告单（附死亡信息）一份

读书笔记 △△△

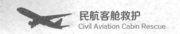

交机场有关部门，一份交医生乘客，一份交乘务主管部门。

2）没有医生在场时。

①及时报告机长，由机长通知前方到达站做好危重病人抢救的准备工作。

②按要求填写紧急医学事件报告单。

③尽力安抚和帮助"死者"的亲友。

④继续抢救病人。

小 结

在飞行期间，旅客的常见疾病有晕机、心绞痛、心肌梗死、晕厥、低血糖、癫痫、脑出血等。作为民航服务人员应了解机上常见疾病的临床表现，掌握机上常见疾病的处理原则，做到关键时刻迅速反应、处置可当，对突发疾病的旅客进行及时正确的救助，以争取时间，将突发疾病旅客送至地面医疗单位进行进一步的诊治。

课后实训

1．实训项目

客舱昏迷儿童救护处置。

2．实训内容

某客机飞行期间，一名儿童因长时间发烧，突然陷入昏迷，出现翻白眼、牙齿紧咬、呼叫无反应症状。

学生运用本项目所学知识，分组练习，对机上昏迷儿童进行紧急救治。通过练习，掌握机上昏迷旅客的处置原则、方法及程序等。

3．实训分析

每位学生须为其他同学的表现打分，并分析自己为同学打分的依据。

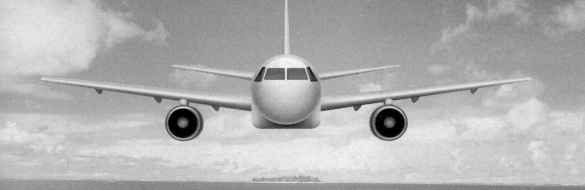

外伤现场救护
（PPT）

模块四
外伤现场救护

1. 了解止血、包扎、固定所需材料；
2. 掌握止血、包扎、固定和搬运的方法。

能够在客舱有人员意外骨折或受伤后及时给予止血、包扎、固定处理。并在条件允许时将病患搬运至安全环境中。

1. 会查阅相关资料，并进行分类与整理；
2. 具备学习能力，能够根据学习计划学习理论基础知识；
3. 具备分析能力，能够在实践中分析自身优势与不足，完善自我；
4. 具备果断、冷静的职业素养。

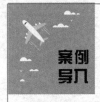

案例
导入

　　飞机无论是在起飞阶段发生机械故障或意外，还是在降落时起落架放下失灵，都可能对机上人员造成外伤。2008 年 5 月 11 日，一架由北京飞往武汉的波音 737 客机在首都机场起飞滑行时，机头部位突然冒烟，辅助动力装置发出火警警报。事发后，机上 130 多名乘客和机组人员紧急疏散，至少两名乘客在疏散中受伤，其中一人因右小腿和左上臂骨折入院。

　　飞机在对流层飞行时，可能会遭受不规则的强气流袭击，当气流吹袭的方向与飞行方向不完全一致时，可以使机体剧烈颠簸，导致机舱内乘员意外受伤，如发生舱内乘员在过道和洗手间里摔倒、撞伤，未系安全带的乘客顶撞行李架导致头颈部受伤，与机舱壁、餐饮板、座椅脚等处发生碰伤等。2007 年 7 月 6 日，某航空公司一架空客 A330 客机从悉尼飞往广州，13 点左右途经菲律宾上空时，受到不规则气流袭击，发生剧烈颠簸，机上共有 28 名乘客受伤，其中 4 人伤势严重，包括头皮挫裂伤、四肢骨折、急性软组织伤等。机组人员在机上急救的同时，积极与地面取得联系，启动应急预案，飞机按照原来的航线于 17 点 52 分在广州安全着陆，受伤旅客随后被紧急送往医院诊治。2009 年 5 月 9 日，德国汉莎航空公司一架空客 A321 飞机从慕尼黑飞往葡萄牙首都里斯本，途经阿尔卑斯山脉上空时，遭遇气流袭击，剧烈的颠簸导致包括机组人员在内的 14 人受伤，飞机迫降日内瓦后，伤员被送往医院治疗。

案例
导入

　　2021年清明假期最后一天，西部航空95373旅客热线接到旅客家属从拉萨的来电，他的父亲背部受伤，在当地医院紧急救治后，计划于4月3日送回家乡合肥进行下一步治疗，且全程必须以担架出行，申请在客舱内安装担架。据了解，拉萨—合肥航线为西部航空独飞航线，需要为安装担架放倒9个座椅，而当天该飞机执行"重庆—拉萨—合肥—拉萨—重庆"4个航段后才能返回重庆拆除担架恢复座椅，须损耗另外三个航段共27个客座收益，尤其是西部航空"重庆—拉萨"航班在节前早已每天满载。"同意承运！全司各业务单位必须紧密协同，务必安全、高效保障到位！"西部航空市场副总裁牛麟当即下令。第一时间，西部航空向地面保障组、维修工程组、乘务服务组各席位下发承运指令，各单位一线班组按照制度及特殊旅客保障预案启动专项工作。

　　4月3日凌晨，西部航空、海航技术遵照空客公司客舱内担架安装安全操作手册，将客舱内9个座椅的椅背放倒，用以安装并固定担架。8点57分，西部航空PN6391航班抵达拉萨贡嘎国际机场，受伤旅客被从救护车上抬至升降平板车厢内，然后被缓慢举升至飞机后舱门处。舱门内，乘务组配合机场医救人员将旅客抬至客舱内担架上，并按照客舱特殊旅客保障手册谨慎固定。12点59分，西部航空PN6393航班平稳降落在合肥新桥国际机场。早已等待在机坪上的西部航空合肥场站地服人员待该航班其他旅客下机后，与现场医疗救援人员快速登机，与乘务组一起将旅客安全抬下客梯车。当天下午，受伤旅客一行安全抵达合肥后成功转院。

　　在现实生活中，客舱外伤的情况很常见，客舱服务人员应掌握包括止血、包扎、固定和搬运等现场救护技能，为外伤旅客提供有利的帮助。

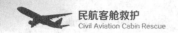

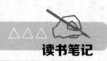

单元一 创伤止血

正常成人的全身血量为5升左右，约占体重的8%，如果短期内出血量超过全身血容量的30%而未进行急救则会威胁生命。外伤出血是最需要急救的危重急症之一。当人体发生外伤出血时（多为动脉出血），如不立即止血，在短时间内就会因失血量过多而引起失血性休克，并很快导致死亡。因此，无论在什么情况下，如果发现病患出血，必须立即止血。

拓展阅读

出血的种类

按受伤血管，出血可分为动脉出血、静脉出血、毛细血管出血。

（1）动脉出血。血色鲜红，出血如喷泉一样随着动脉搏动由伤口向体外喷射，此类出血因其出血急，出血量大，危险性极大。因此，应想尽一切办法制止动脉出血。

（2）静脉出血。血色暗红，出血如流水一样由伤口不停地流出，出血量随损伤血管口径和伤口大小而不同。对较大量的出血，如不止血，有较大危险。

（3）毛细血管出血。血色鲜红，出血像水珠一样，从整个创面慢慢渗出，时间稍久可凝血自止，危险性小。

止血方法包括加压包扎法、指压法和止血带法。

一、加压包扎法止血

加压包扎是临床上对于切割伤、战伤、挫伤、手术切口止血的一种特殊方法。其操作时应注意以下几项：

（1）对所有的伤口加压包扎时，都要进行伤口的清创消毒，可选用活力碘、过氧化氢、生理盐水交替冲洗，确保伤口内没有异物、残渣、碎屑等残留。同时，伤口内合并较小的血管出血时，需要进行仔细结扎，避免血肿形成。尽快关闭伤口，避免与外界细菌接触。

（2）如果患者伤口位于腹部，可以进行无菌纱布敷料覆盖后，采用多头腹带局部加压包扎。若伤口位于四肢，可以通过敷料覆盖后弹力绷带或普通绷带加压，能够起到较好的止血效果。

（3）加压止血时要注意力度不能太大，以免引起局部组织缺血、缺氧，不利于切口愈合，甚至有可能发生组织坏死的风险。

（4）包扎不可只在最后打结时用力，致使创伤受力不均匀而影响止血效果。

二、指压法止血

指压法止血适用于中等或较大动脉的出血，在未找到可靠止血用具前，可用手指在伤口上方（近心端）的动脉压迫点，用力将动脉血管压在骨骼上，中断血液流通，达到迅速止血的目的，随后换上止血带。其操作时应注意以下几项：

（1）小的动脉出血，指压后可采用加压包扎法止血。

（2）必须准确掌握上下肢、手掌及颈部主要动脉的走向，才能有效止血。

（3）此法只宜临时使用，一般不超过5分钟。

（4）头顶部出血压迫法，在耳屏稍上方正对颌关节处用力压住动脉，如图4-1所示。

（5）头颈部出血，按压在胸锁乳突肌中点前缘，将伤侧颈总动脉压迫于第五颈椎上，不可两侧同时压迫，以免影响脑部供血，如图4-2所示。

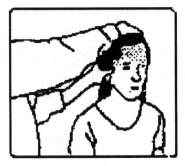

图4-1　颌动脉压点及其止血区域

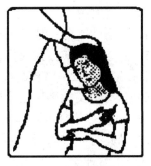

图4-2　颈动脉压点及其止血区域

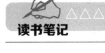

读书笔记

（6）颜面部出血，对准伤侧下颌角前约1 cm处，用拇指向上压迫面动脉，如图4-3所示。

（7）前臂出血，在上臂中点肱二头肌内侧，将肱动脉压在肱骨上，如图4-4所示。

（8）手掌出血，用手指分别压在腕部的尺、桡动脉上或将健侧拇指压于伤侧手掌心，双手同时压迫掌深弓、掌浅弓。

（9）下肢出血压迫法，在腹股沟韧带中点稍下方，将股动脉用力压在耻骨上，此动脉较深大，皮下组织较厚者常需双手交叉利用双手的力量下压，方能达到止血的目的，如图4-5所示。

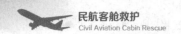
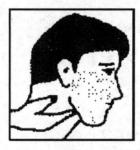
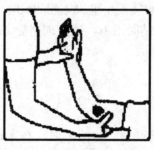
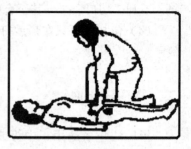

图 4-3　面部出血点及其　　图 4-4　肱动脉压点及其　　图 4-5　股动脉压点及其
　　　　止血区域　　　　　　　　　止血区域　　　　　　　　　止血区域

三、止血带法止血

四肢有大血管损伤，或伤口大、出血量多时，采用其他止血方法仍不能止血，方可使用止血带止血。

（1）操作要点。

1）不可用于前臂及小腿部位的止血。

2）止血带应扎在伤口的近心端。上肢在上臂 1/3 的部位。下肢应扎在大腿的中上部。

3）上臂的中 1/3 禁止上止血带，以免压迫神经而引起上肢麻痹。

4）将伤肢抬高，促使静脉血回流。

5）上止血带前，先要用绷带、毛巾或其他布片作垫，避免止血带损伤皮肤；紧急时，可将裤脚或袖口卷起，止血带扎在其上。

6）止血带要扎得松紧合适，过紧易损伤神经，过松则不能达到止血的目的。一般以不能摸到远端动脉搏动或出血停止为度。

7）结扎时间过久会引起肢体缺血坏死。因此，要每隔 40 ～ 50 分钟放松 3 ～ 5 分钟。

8）放松期间，应用指压法和直接压迫止血，以减少出血。

9）要有上止血带的标志，注明上止血带的时间和部位。

10）用止血带止血的伤员应尽快送医院处置，防止出血处远端的肢体因缺血而导致坏死。

（2）表带式止血带。

1）将伤肢抬高。

2）往上臂的上 1/3 或大腿的中上部垫好衬垫。

3）将止血带缠在肢体上，一端穿进扣环，并拉紧至伤口不出血为度。

4）最后记录止血带安放时间。

（3）布料止血带（临时绞棒法）。

1）将三角巾或围巾、领带等布料折叠成带状。

2）往上臂的上 1/3 或大腿的中上部垫好衬垫。

3）用制好的布料带在衬垫上加压绕肢体一周，两端向前拉紧，打一个活结。

4）取绞棒（竹棍、木棍、笔、勺把等）插在带状的外圈内，提起绞棒绞紧，将绞紧后的棒的另一端插入活结小圈内固定。

5）最后记录止血带安放时间。

6）仅限于在没有专业止血带的紧急情况时临时使用。

7）仅可谨慎短时间使用。

8）禁忌用铁丝、绳索、电线等当作止血带使用。

职场小贴士

止血带止血法可以采用以下六个字来概括：

"准"——看准出血点，准确扎好止血带；

"垫"——垫上垫子，不要直接扎在皮肤上；

"近"——扎在血管伤口的近心端（禁止扎在上臂中间）；

"宜"——松紧适宜；

"标"——做好红色标记，注明时间；

"放"——每隔1小时放松一次止血带，每次放松不超过3分钟，其间用指压止血法代替止血带止血。

读书笔记

单元二　现场包扎

包扎的目的是保护伤口，减小感染，压迫止血，固定敷料夹板及药品等，要求严密牢固、松紧适宜。

机上急救箱内配备的可作为现场包扎使用的材料包括敷料、绷带和三角巾。另外，还可以作为现场包扎使用的其他常用就便材料包括毛巾、领带、围巾、鞋带、袜子、衣服等。临床使用的敷料是折叠成4～8层的细网眼纱布，大小不一，规格多样，主要有两种：一种是消毒后装入密闭塑料袋备用的成品敷料，如图4-6所示；另一种是医院自制的装入敷料桶的消毒灭菌敷料。机上配备的为用塑料袋密封的10 cm×10 cm的敷料，共10块。常用的有纱布绷带卷和弹力绷带卷两种。绷带卷长度一般为600 cm，宽度有3 cm、5 cm、8 cm、10 cm、15 cm和20 cm等。机上急救箱内配备的绷带为3列（5 cm）、5列（3 cm）绷带，如图4-7所示。

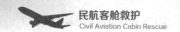

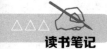

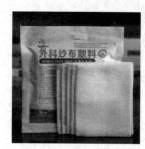

图 4-6　敷料（纱布）

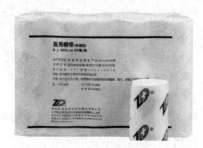

图 4-7　绷带卷

包扎的方法包括绷带包扎法和三角巾包扎法。

一、绷带包扎法

（1）环形法：用绷带在肢体上做环形绕缠，多用于颈部、额部、腕部和胸腹等部位，如图 4-8 所示。

（2）螺旋形法：适用于小腿、前臂等处的包扎，包扎时应从伤口远端开始。首先以环形包扎法固定始端，然后将绷带由远端向近端进行螺旋包扎，每圈约覆盖前圈 1/3，如图 4-9 所示。

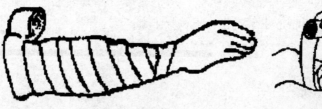

图 4-8　环形法　　　　　　图 4-9　螺旋形法

（3）"8"字形法：常用于四肢关节部位。如包扎肘关节时，先将绷带在肘关节一端做环形缠绕固定，再把绷带拉向肘关节中心缠一圈，然后向两端呈"8"字形离心缠绕。

（4）蛇形法：常用于固定夹板。先将绷带按环形法缠绕数圈，再按绷带的宽度做间隔斜着上缠或下缠，如图 4-10 所示。

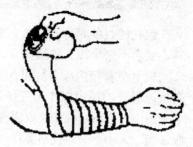

图 4-10　蛇形法

二、三角巾包扎法

三角巾可以用于身体各部位损伤伤口的包扎，如头部、肩部、胸背部、腹部和四肢等都可采用三角巾包扎。

（1）头部包扎法：先将三角巾的长边折叠成双层，宽约两指，从前额包起，把顶角及左右两角拉到后脑部，先打半结，将顶角塞到结里，最后把左右角拉到前额打结，如图4-11所示。

图4-11 头部包扎法

（2）耳部、面部包扎法：折叠一块三角巾或一块适当的毛巾，在预计遮盖鼻嘴的地方剪成小洞，中央盖在患部，在反侧的耳朵上面交叉（上面向额方、下面向头后部凸出），避开患部打结，如图4-12所示。

（3）眼部包扎法：将三角巾叠成八折，包住伤眼，将无恙的眼睛露出，在头后部打结。也可用两条折成八折的三角巾，一条从头顶搭在无恙的眼睛下，再将另一条斜包在伤眼上，在头侧部打结，将垂直的三角巾向上掀起，露出无恙的眼睛，在头后部打结，如图4-13所示。

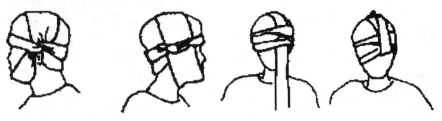

图4-12 面部、耳部包扎法　　　图4-13 眼部包扎法

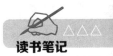

读书笔记

（4）膝和肘部包扎法：将三角巾叠成四折包住膝部，在后面交叉，将两端各自从膝盖上部绕过，在外侧打结，如图4-14所示。

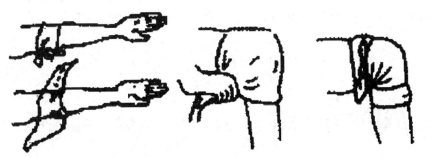

图4-14 膝和肘部包扎法

（5）胸部包扎法：如果伤口在左胸，将三角巾叠成四折，就把三角巾的顶角放在左膀上，将左右两角拉到背后于右面打结，然后把右角提到肩部与顶角打结，如果伤在左胸，就把顶角放在左肩上，如图4-15所示。

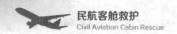

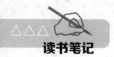

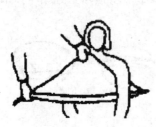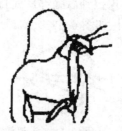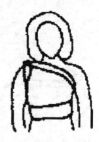

图 4-15　胸部包扎法

（6）背部包扎法：与胸部包扎法相似，不同的是从背部包起，在胸前打结。

（7）腹部包扎法：将三角巾叠成燕尾式。一侧稍长，燕尾朝下，始于腹部，上边两角于腰后打结，燕尾端从大腿中间向后拉紧，经大腿与燕尾短端在大腿后方打结，在后面打结，将直角点缠好，如图 4-16 所示。

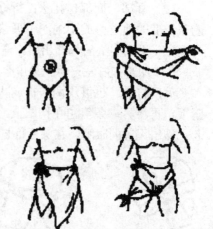

图 4-16　腹部包扎法

（8）锁骨部包扎法：按小臂包扎法包扎好，再用一条三角巾叠成八折，横向绕一周，在健侧打结，将手臂与身体固定。

（9）手足包扎法：将手或足置于三角巾上，把手指或足趾放在三角中的上顶角，上顶角折包在手足背上将左右两角交叉，向后拉到手掌或足踝的两面，最后缠绕打结。也可将三角巾折成八折，从脚心处向后，在后部打叉，绕向前与脚两侧相连绕一周，在前方打结，如图 4-17 所示。

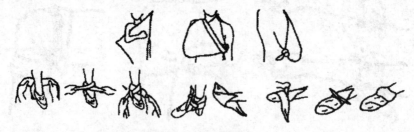

图 4-17　手足包扎法

职场小贴士

　　若遇外伤需要包扎，一时找不到三角巾或绷带时，可按部位不同就地取材，利用毛巾、手帕、衣服或帽子等物品代替进行包扎。

单元三　骨折固定

骨折是指骨与骨小梁的连续性发生中断，骨骼的完整性遭到破坏的一种医学急症。骨折多由外伤（直接暴力和间接暴力）引起，所以又称为外伤性骨折。按皮肤是否损伤、骨折是否与外界相通，可以将骨折分为单纯骨折、开放性骨折和复合骨折，见表4-1；按程度的不同，骨折又可以分为不完全骨折（仍有部分骨质相连）和完全骨折（骨质完全离断）两种。临床上常见的骨折种类如图4-18所示。

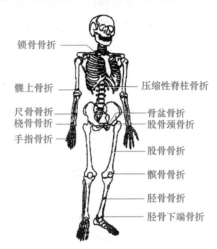

锁骨骨折
髁上骨折
尺骨骨折
桡骨骨折
手指骨折
压缩性脊柱骨折
骨盆骨折
股骨颈骨折
股骨骨折
髌骨骨折
胫骨骨折
胫骨下端骨折

图4-18　常见的骨折

表4-1　骨折的种类

骨折类型	临床表现
单纯骨折	（1）受伤部位严重疼痛、触痛； （2）受伤部位肿胀变形并与对侧不对称； （3）受累肢体活动受限或处于不自然位置
开放性骨折	除有单纯骨折的症状外，还有皮肤伤口或骨折断端可能会刺到皮肤外面
复合骨折	除骨折的症状外，还伴有其他损伤的症状

职场小贴士

当遇到外伤病人，要判断其是否有骨折存在，可以从以下几个方面来进行：

（1）是否有疼痛。

（2）是否有局部肿胀，或成角、变短、扭曲等畸形。

（3）是否有肢体功能障碍。

（4）有时可触到骨摩擦感和出现骨摩擦音。

骨折后，应进行固定，固定材料包括以下几项：

（1）木制夹板：是以往最常用的固定器材，根据夹板长短的不同，有多种规格，以适应不同部位骨折的需要，外包软性敷料。

（2）钢丝夹板：一般有 7 cm×100 cm，10 cm×100 cm，15 cm×100 cm 等规格，携带方便，可按需要任意弯曲，以适应各部位骨折的需要，使用时应在钢丝夹板上放置软性衬垫。钢丝夹板在临床上的应用越来越多。

（3）其他材料：如充气夹板、负压气垫和塑料夹板等，情况紧急时还可以就地取材，用竹棒、木棍和树枝等来固定。

机上配备的是手臂和腿部夹板，对于夹板的质地相关法规没有要求。骨折的固定方法如下。

一、上肢骨骨折固定

上肢骨骨折固定是指上臂、肘、前臂或手腕骨折。固定方法如下：

（1）夹板固定法：在上臂侧放一块夹板，用三角巾在骨折部位上、下端固定，再将前臂悬吊在胸前。最后用一块三角巾将上臂和悬臂三角巾一同固定于胸部，如图 4-19 所示。

（2）无夹板固定法：用一宽带将伤臂固定于胸部，再用三角巾将前臂悬吊在前胸，如图 4-20 所示。

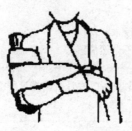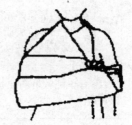

图 4-19　夹板固定法　　　　图 4-20　无夹板固定法

（3）前臂骨骨折固定法：最好有两人进行固定，夹板固定好后用绷带或三角巾固定，并用悬臂带吊起来，如图 4-21 所示。

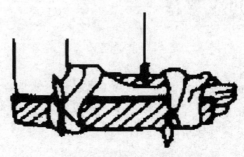

图 4-21　前臂骨骨折固定法

二、下肢骨骨折固定

（1）大腿骨骨折固定法：至少有两人参加固定，夹板固定好后，足部用"8"字形固定，使腿与脚呈垂直。用三角巾将患肢和健肢固定在一起，限制患肢的活动，如图4-22所示。

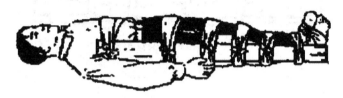

图4-22　大腿骨骨折固定法

（2）小腿骨骨折固定法：先将夹板放在伤腿外侧固定，再用两块三角巾将膝部、足跟和健肢固定在一起，如图4-23所示。

（3）足骨骨折固定法：急救时需扶住足关节、脱鞋或剪开鞋子，将夹板放在足底，用绷带缠扎固定，如图4-24所示。

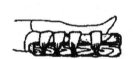 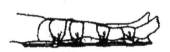 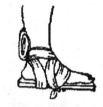

图4-23　小腿骨骨折固定法　　　图4-24　足骨骨折固定法

三、脊柱骨骨折固定

（1）颈椎骨折固定法：如图4-25所示，伤员须仰卧，先在头的枕部垫一个薄枕，使头部成正中位，注意不要让头部前屈或后仰；再在头的两侧各垫一枕头；最后用一条带子通过伤员额部固定头部，限制头部的前后左右晃动。

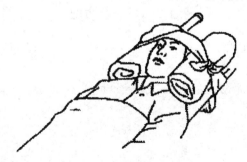

图4-25　颈椎骨折固定法

（2）胸椎、腰椎骨折固定法：如图4-26所示，使伤员平直仰卧在硬

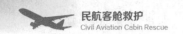

质木板或其他板上，在伤处垫一薄枕，使脊柱稍向上突，然后用几条带子把伤员固定，使其不能左右转动。

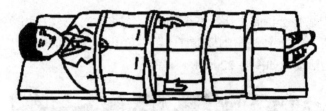

图 4-26　胸椎、腰椎骨折固定法

四、骨折固定注意事项

（1）实施骨折固定时需要注意伤员的全身状况，如心脏骤停时要先进行心肺复苏处理；如有大出血时要先止血、包扎，然后固定。

（2）固定应包括上、下两个相邻的关节，以达到制动的目的。

（3）骨折固定时动作要轻，固定要牢，松紧要适度，皮肤与夹板之间要垫以适量的软物，尤其要注意夹板两端骨突出处和空隙部位，不要让木板与骨突出部分直接接触，以防止局部受压而引起缺血坏死。

（4）闭合性骨折有畸形时，应将其拉直，再进行固定。

（5）开放性骨折时，可先用净水冲洗伤口，再进行止血、包扎和固定，切忌将外露骨头复位。

（6）固定肢体的指（趾）头应暴露在外，以便观察血液循环情况。固定后如伤者肢体出现剧痛、麻木、发白、青紫时应立即松开绷带或三角巾等包扎物，再进行适度固定。

（7）骨折固定的目的不是让骨折复位，而是防止骨折断端的移动，以便于下一步的转运与后送，所以，不可将刺出伤口的骨折断端强行送回伤口内。

拓展阅读

固定的目的与原则

（1）固定的目的。

1）制动，减少伤病员的疼痛。

2）避免损伤周围组织、血管和神经。

3）减少出血和肿胀。

4）防止闭合性骨折转化为开放性骨折。

5）便于搬运伤病员。

（2）固定的原则。

1）首先检查意识、呼吸、脉搏及处理严重出血。

2）用绷带、三角巾、夹板固定受伤部位。

3）前臂和小腿部位的骨折，尽可能在损伤部位的两侧放置夹板固定，以防止肢体旋转及避免骨折断端相互接触。

4）夹板的长度应能将骨折处的上、下关节一同加以固定。

5）夹板与身体接触的一侧应加垫（棉花、衣物或毛巾等）以免夹伤皮肤。

6）用绷带、三角巾固定受伤部位，先固定骨折的上端（近心端），再固定下端（远心端），绷带不要系在骨折处。

7）夹板与皮肤、关节、骨突出部位之间加衬垫，固定时操作要轻，固定要牢靠，不能过松或过紧。

8）应露出指（趾）端，便于检查末梢血液循环。

9）骨断端暴露，不要拉动，不要送回伤口内，开放性骨折不要冲洗，不要涂药，应在止血后，伤口盖以消毒纱布，固定后送医院复位治疗。

10）肋骨骨折应在病患呼气末端处固定。

11）暴露肢体末端以便观察血液循环情况。

12）固定后上肢为屈肘位，下肢呈伸直位。

13）固定伤肢后，如有可能应将伤肢抬高。

14）如现场对生命安全有威胁，要移至安全区再进行固定。

15）预防休克。

✈ 单元四 搬运护送

搬运是指经过止血、包扎、固定的初步处理后，应立即将病患送到救护机构，或搬到安全的地方，以便进一步治疗。搬运的目的是让伤员脱离危险现场，尽早获得专业治疗。

搬运主要可分为徒手搬运和担架搬运。

一、徒手搬运

对有些轻伤员或现场没有其他搬运材料的紧急情况下，可用徒手搬运。具体搬运操作如下：

（1）一人搬运法。

1）扶持法：救护者将病患一只手搭在自己肩上，协助其行走，如图 4-27 所示。

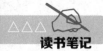

2）背负法：救护者将病患背在肩上，手从其腿部绕过，向上抓住其双手，如图 4-28 所示。

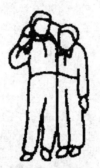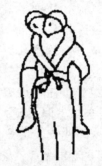

图 4-27　扶持法　　　　　图 4-28　背负法

3）抱持法：救护者将病患一侧手臂搭到自己肩上，一只手抱住其背部，另一只手托住其膝下。或在病患的前面，一只手从后面抱住其腿，另一只手从前面抱住其背，如图 4-29 所示。

（2）二人搬运法。

1）拉车式：一个人在后面抱住病患的两肩，另一个人抬住两膝，如图 4-30 所示。

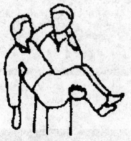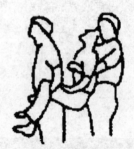

图 4-29　抱持法　　　　　图 4-30　拉车式

2）椅托式：两个人对面，将病患两臂搭在各自的肩下，两个人的手在病患背部和腿部交叉拉紧，如图 4-31 所示。

（3）三人搬运法。

1）平板托运式：两个人在一边各托腿和背部，一人在另一边托住臀部，三个人手之间要一方拉住另一方的手腕，将病患平躺抱起，如图 4-32 所示。

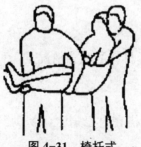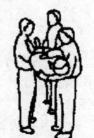

图 4-31　椅托式　　　　　图 4-32　平板托运式

2）抬抱式：三个人在同一侧，各抱住颈、腰、腿部，先放在膝盖上，再同时站起，将病患侧向抱起，如图 4-33 所示。

（4）四人搬运法。四人搬运多采用毛毯搬运法，即将毛毯一侧向上卷起至一半，轻轻搬动病患身体，将其放在病患身下，再将卷起的一侧放平，每侧由两个人抬起，如图 4-34 所示。

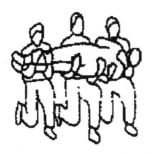 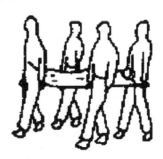

图 4-33 抬抱式　　　　　图 4-34 毛毯搬运法

二、担架搬运

只要条件允许，尽量运用担架搬运，如果没有担架可使用座椅、门板等代替，如图 4-35 和图 4-36 所示，判断或怀疑有脊柱骨折的伤员要使用硬的担架搬运。

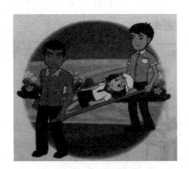 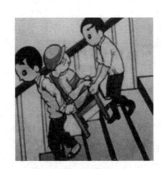

图 4-35 担架搬运　　　　　图 4-36 座椅搬运

职场小贴士

搬运注意事项

（1）搬运前应对病患做全面检查，做好急救处理。

（2）根据伤情决定搬运法：扶持法、抱持法、背负法、椅托式、平板托运式、担架搬运等。

（3）脊椎骨折时，禁止病患坐起或站立，搬运时必须小心，由 2～4 人用手臂托起，保持病患身体平直，严禁脊椎弯曲或扭

读书笔记

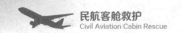

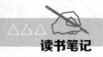

曲。颈椎骨折，要有人固定牵引头部，以防骨折处损伤脊髓，病患要卧于硬板床或担架上搬运。胸腰椎骨折病人，腰下适当加垫；颈椎骨折病患，不要垫枕头，颈下及头两侧应适当加垫固定，严防头部活动。

（4）颅脑损伤：半卧位或侧卧位。

（5）胸部伤：半卧位或坐位。

（6）腹部伤：仰卧位、屈曲下肢，宜使用担架或木板进行搬运。

拓展阅读 ///

现场急救的原则与措施

现场急救是指当危重急症及意外伤害发生，专业医务人员未赶到之前，抢救者利用现场所提供的人力、物力为伤病者采取及时有效的初步救助措施。

（1）当发现需要急救的伤员时，首先必须注意以下问题：

1）自身的安全，不能因为对别人施救而使自己成为新的受害者。

2）如果只有一人昏迷或出血，应先抢救再呼救；但若受害人数较多，则应先呼救再抢救。

3）对于众多受害者，应先抢救严重出血、心跳呼吸停止和昏迷等危重伤病员。

4）如果受害者处于禁区，应立即报告有关部门。

（2）现场急救的基本程序。当现场出现成批伤员后，接受过急救培训的目击者，只要遵循一定的医疗救护原则，就可及时稳定危重伤员的生命体征，缓解伤情，减轻痛苦，并为进一步救治奠定基础、创造条件。

1）急救顺序。要先救命后治伤（或病），先治重伤后治轻伤，先排除险情后实施救助，先易后难，先救活人后处置尸体。对生存希望不大的濒死者，应根据具体情况而定。如果当时医疗条件允许，也应全力抢救；但大批伤员出现时，绝不应该将有限的医疗力量花费在已无生存希望的濒死者上而放弃经过现场急救能够生还的伤员。

2）对症处理。充分发挥现场急救五大技术（通气、止血、包扎、固定和搬运）和其他急救技术，以保持伤员的基本生命体征。

3）快速及时。力争"早医、快送"，创伤急救应该强调"黄金1小时"。对于大出血、严重创伤、窒息、严重中毒者，争取在1小时内在医疗监护下直接送至附近医院手术室或高压氧舱，并强调在12小时内必须得到清创处理。

4）前后继承。为确保现场急救措施紧密衔接，防止前后重复、遗漏和其他差错，要有正式医疗文本。

（3）现场急救的主要措施。

1）迅速切断伤害源。根据伤害源的不同迅速采取相应的措施，切断伤害源的继续伤害。如煤气等有害气体中毒，应迅速将受伤者移至空气流通处，触电时应迅速切断电源，火烧伤时应使烧伤者迅速脱离火灾现场，化学品烧伤时应迅速用清水将烧伤者皮肤上残留的化学品冲洗干净等。

2）根据伤病的具体情况采取相应的急救措施。主要根据受害者的生命体征（体温、呼吸、脉搏、血压）和意识状态等，以及有无骨折和活动性出血来初步判断伤病情况。

①对于呼吸心跳停止者应立即进行人工心肺复苏。

②对于有活动性出血者应立即止血。

③对于有骨折者应进行固定。

④对于有伤口者应进行包扎。

⑤对于有意识障碍者要注意清除呼吸道内的异物，保持呼吸道的通畅等。

3）保存好断离组织。对于外伤导致的肢体等断离部分组织，应用无菌纱布或干净布料包好，并随同伤员一起送往医院，争取再植；如气温较高，最好应用冰块包裹保存。

4）及时送往医院。采取及时有效的急救措施和技术，最大限度地减少伤病人员的痛苦，降低致残率，减少死亡率，为医院抢救打好基础。遇到紧急情况后，客舱乘务员的任务是提供必要的基本紧急救治，直到专业医务人员赶到，而不是诊断病人的病情或进行预先治疗。

（4）现场急救的原则。掌握急救常识是开展急救工作的重要前提。开展急救工作必须遵循以下六条原则：

1）先复后固。遇有心跳呼吸骤停且骨折者，急救者应先用口对口人工呼吸和胸外按压等技术使心肺复苏，直至心跳呼吸恢复后，再进行骨折固定。

2）先止后包。遇有大出血又有创口时，急救者首先立即用指压、止血带等方法止血，再对伤口进行消毒包扎。

3）先重后轻。遇有垂危和较轻的伤病员时，急救者应优先抢救垂危者，后救较轻的伤病员。

4）先救后运。在将患者送到医院以前，急救者不要停顿抢

读书笔记

127

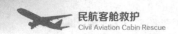
救措施，注意观察患者病情，少颠簸，注意患者保暖，直至目的地。

5）急救与呼救并重。急救者应以最快的速度争取到急救外援，紧张镇定地分工合作。

6）搬运与救护一致。搬运和救护不能分家，要合二为一。

小 结

客舱意外创伤的情况下，应及时为病患进行止血、包扎、固定及搬运，客舱服务人员应熟练掌握创伤救护技能。常用的止血方法包括加压包扎法、指压法和止血带法；包扎方法包括绷带包扎法和三角巾包扎法；如发生骨折应根据骨折部位采取不同的方法进行固定，并在条件允许时将病患搬运至安全环境中，以待进一步的救治，常用的搬运方法包括徒手搬运和担架搬运。

课后实训

1. 实训项目

骨折固定技术训练。

2. 实训内容

掌握上肢骨折和下肢骨折的固定技术。

3. 实训分析

学生根据本项目的学习，分组操作，对上肢骨折和下肢骨折的"患者"进行固定，注意不同部位骨折的固定方法不同，并在操作过程中注意体会不同固定方法对减轻"病患"痛苦的功效。每位学生须为其他同学的表现打分，并分析自己为同学打分的依据。

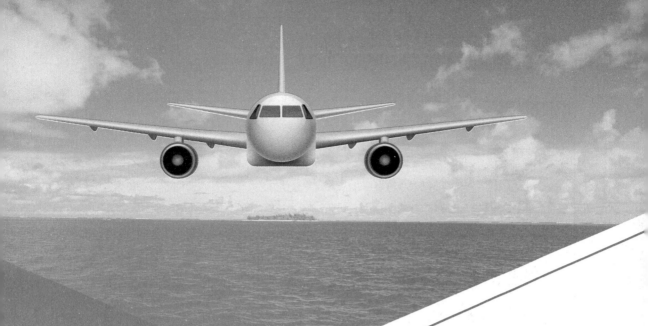

烧伤 / 烫伤急救
（PPT）

模块五

烧伤 / 烫伤急救

1. 了解烧伤 / 烫伤的类型；
2. 熟悉烧伤 / 烫伤的临床表现；
3. 掌握烧伤 / 烫伤的处置原则。

民航乘务人员能够在同事或旅客意外发生烧伤 / 烫伤的情况下，及时进行烧伤 / 烫伤的处置，减少患者的痛苦，将伤害降至最低。

1. 会查阅相关资料，并对资料进行分类整理；
2. 善于学习，制订学习计划，并按计划实施学习；
3. 参与实践，在实践中自我检测；
4. 具备冷静、果断的职业素养。

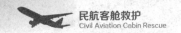

案例
导入

　　某航班，一对夫妇携孩子乘机（儿童），乘机过程中孩子想要一杯水，乘务员为其倒了一杯开水，孩子在喝水过程中飞机颠簸，不幸热水洒出，致使烫伤。

　　在飞机飞行过程中，虽烧伤/烫伤的情况不是十分常见，但也不能完全避免，乘务员应了解烧伤/烫伤的处置原则，为旅客排忧解难。

单元一　热力烧伤/烫伤

热力烧伤一般是指由于热力如火焰、热液（水、油、汤）、热金属（液态和固态）、蒸汽和高温气体等所致的人体组织或器官的损伤。主要是皮肤损伤，严重者可伤及皮下组织、肌肉、骨骼、关节、神经、血管，甚至内脏，也可伤及被黏膜覆盖的部位，如眼、口腔、食管、胃、呼吸道、直肠、阴道、尿道等。临床上习惯所称的"烫伤"，是指由于沸液、蒸汽等所引起的组织损伤，是热力烧伤的一种。应当强调指出的是，烧伤是伤在体表，反应在全身，是全身性的反应或损伤，尤其是大面积烧伤，全身各系统均可被累及。

烧伤/烫伤对人体组织的损伤程度一般分为三度。烧伤/烫伤面积估计如下：

（1）不规则或小面积烧伤，用手掌粗算。伤病员五指并拢，一掌面积约等于体表面积的1%。

（2）中国九分法是将全身体表面积划分为若干9%的等分，另加1%，构成100%的体表面积，即头颈部=1×9%；双上肢=2×9%；躯干=3×9%；双下肢=5×9%＋1%。小儿头大下肢小，头颈部面积=[9＋（12－年龄）]%；双下肢面积=[46－（12－年龄）]%。

一、一度烧伤/烫伤

1. 症状

局部呈红斑，轻度红、肿、热、痛、干燥、无水泡；呈中度肿胀；伤部明显疼痛触痛。

2. 处理

（1）用凉水冲或冰敷伤部以减轻损伤和止痛。

（2）拭干患部后，敷上烧伤药或敷料后包扎上（脸部不包）。

（3）需要时，轻轻地绑上绷带。

二、二度烧伤/烫伤

1. 症状

破的或鼓起的水泡，基底均匀发红或苍白；皮肤深红或有点红；水肿；皮肤潮湿；疼痛（越痛烧伤度越轻）。

2. 处理

（1）未破的水泡：泼上冷水直至疼痛消失，用湿的绷带轻轻绑扎。

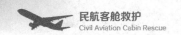

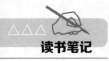

（2）已破的水泡：不要在破的水泡上加水（会增加休克和感染的危险）用干的消毒绷带包扎，将烧伤肢体轻轻抬起。

（3）为防止脱水要经常小量给口服含盐水分、水或饮料。

三、三度烧伤／烫伤

1. 症状

皮肤深部损伤，出现白色物体，焦黄炭化，干燥、无水泡、无弹性、焦痂下水肿，拔毛及针刺无痛；组织或骨骼可能暴露；皮色苍白，色呈蜡样改变；可能休克；痛觉消失。

2. 处理

（1）不可用水冲或任何冷敷，不要试图去除伤部的沾染物（将衣服留在烧伤的皮肤上，不要强行去除烧伤部位的各种物质）。

（2）用干的消毒敷布敷在伤部并加以包扎。为休克患者提供急救。

职场小贴士 ///

在临床上烧伤和烫伤的本质都是由于热力对皮肤及皮下组织引起的损伤。唯一不同就是烧伤一般是认为火焰等温度高的情况下引起的急性损伤，温度一般在 200 ℃以上；而烫伤一般就是认为一些热液接触皮肤后引起的损伤，温度一般在 100 ℃以下。但两者的治疗原则基本相同，而且伤情的诊断基本一致。

四、空勤人员烫伤预防

（1）空勤人员从烤炉里拿取热食、箅子或加热后的物品一定要使用手套，取出热食后篦子必须立即放回烤炉内。任何热过的食品绝对不能从其他组员头顶上方经过。

（2）在厨房准备热饮时要避免水过满。如果热水器位置过高，接热水时必须抬高水壶或水杯紧挨水龙头，防止溅洒。

（3）在客舱提供茶水和咖啡服务时要将乘客的杯子放在托盘上，在过道内倒好后再提供给旅客。嘱咐旅客小心烫伤，确保接牢接稳。绝对禁止从乘客头顶上方递送餐饮。

（4）在处理干冰时注意戴上手套，在任何情况下都不能用手直接接触干冰。

（5）在喷洒检疫药物时要使用防护手套避免冻伤，始终保持指尖在喷嘴上部接触不到喷雾剂，指尖不能弯过喷嘴。

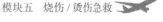

单元二 化学物烧伤

凡是化学物质直接作用于身体，引起局部皮肤组织损伤，并通过受损的皮肤组织导致全身病理生理改变，甚至伴有化学性中毒的病理过程，称为化学物烧伤。

化学烧伤的损害程度与化学品的性质、剂量、浓度、物理状态（固态、液态、气态）、接触时间和接触面积的大小，以及当时急救措施等有着密切的关系。

一、化学烧伤的临床表现

化学烧伤常伴有化学品中毒，中、小面积的化学烧伤能引起病人死亡，主要由中毒所致，如黄磷烧伤。由于各种化学毒剂不同，在体内的吸收、贮存、排泄也不一样，但多数经肝解毒，由肾排出。因此，临床上多见肝、肾损害。

化学品蒸气或烟雾可直接刺激呼吸道而引起呼吸道烧伤。不少挥发性化学药物由呼吸道排出，所以，化学烧伤合并呼吸道烧伤或呼吸系统并发症（肺水肿、支气管肺炎等）并不少见。

（1）酸烧伤。较常见的酸烧伤为强酸（硫酸、盐酸、硝酸）。其共同特点是使组织蛋白凝固而坏死，能使组织脱水，不形成水疱，皮革样成痂，一般不向深部侵袭，但脱痂时间延缓。

（2）碱烧伤。强碱如氢氧化钠、氢氧化钾等也可使组织脱水，但与组织蛋白结合成复合物后，能皂化脂肪组织。皂化时可产热，继续损伤组织，碱离子能向深处穿进。疼痛较剧，创面可扩大、加深，愈合慢。

（3）磷烧伤。磷烧伤是有特点的化学烧伤。磷与空气接触即自燃，在暗环境中可看到蓝绿色火焰。磷是细胞浆毒物，被人体吸收后能引起肝、肾、心、肺等脏器损害。

读书笔记 △△△

拓展阅读

化学烧伤的特点

化学灼伤与热力烧伤有许多相同的改变，但化学灼伤又有化学致伤物所造成的特殊病理变化：

（1）皮肤组织接触强氧化剂或还原剂可导致组织蛋白变性、凝固，局部形成灼伤焦痂。

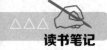

读书笔记

（2）脂肪组织不断溶解、破坏，损伤不断向深层扩展，组织再生极为困难。

（3）破坏组织的胶体状态和通透性，局部充血。

（4）破坏与麻痹皮肤神经末梢感受器，出现皮肤感觉麻木或痛觉过敏等。

（5）许多化学致伤物质可导致局部或全身性变态反应，如沥青灼伤后出现的"光敏现象"。

（6）破坏酶系统或产生毒性物质，如锌灼伤后产生的锌蛋白可能引起"金属铸造热"样反应。

二、化学烧伤的处理

（1）尽快用大量清水彻底冲洗，冲洗时间一般为 20～30 分钟，以充分去除及稀释化学物质，阻止化学物质继续损伤皮肤和经皮肤吸收。

（2）轻轻地仔细去掉所有沾染了的衣物。

（3）头面部化学灼伤时要注意眼、鼻、耳、口腔的情况，如发生眼灼伤，先彻底冲洗。

（4）皮肤接触热的化学物质发生灼伤时，由于真皮的破坏及局部充血等原因，毒物很容易被吸收，特别是原可通过皮肤吸收且灼伤面积较大时，吸收更快，可在 10 分钟内引起全身中毒，例如，热的苯胺、对硝基氯苯等可迅速形成高铁血红蛋白血症，有的在几小时内出现全身中毒，例如，氢氟酸、黄磷、酚、氯化钡灼伤引起氟中毒、磷中毒、酚中毒、钡中毒等。

（5）灼伤创面污染严重，或Ⅱ度灼伤面积在 5% 以上者，按常规使用破伤风抗毒素 1 500 单位（需皮试），抗感染应选用抗生素。

拓展阅读

热水器、烧水杯、烤箱的使用与热食发放

（1）热水器的使用。先打开水龙头放水至水流顺畅（如无水流出需检查水表和水关闭阀）。打开通电开关（打开热水器电源开关，当 READY 灯亮起后即可使用，此时热水器内的水温可达 85 ℃），这样做是因为水流正常后，导水管不会受通电加热的影响而导致管内空气膨胀发生喷气烫伤。

打开热水器时应注意以下几项：

1）确认热水器内水箱已满。

2）确认厨房电源已接通，开启热水器的开关进行加热，如顺序颠倒，易导致热水器内部电流保护跳开，这时热水器则不能正常工作，热水器面板上的电源指示灯将全部熄灭。

3）当热水器上的 NO WATER 指示灯亮起时，需立即关闭电源，否则将造成空烧，存在失火隐患，待水流均匀持续流出后方可开启电源。

4）如果热水器位置较高，接热水时必须要抬高水壶水杯紧挨水龙头，防止溅洒。

（2）烧水杯的使用。

1）打开烧水杯的计时开关，旁边有显示灯亮。

2）一般情况下 5～10 分钟即可烧开，如果没有烧开，可继续打开计时器。

3）如果水烧开了计时没有结束，可关闭计时器再拔下烧水杯。

4）使用烧水杯应注意以下几项：

①在地面检查时需要倒入 1/3 的水后再打开电源开关，绝对不能空杯测试。

②当心热蒸汽，不要将手放置在烧水杯口上部。

③必须确认电源关闭才能拿出烧水杯，拿取时要小心。

④移开挡杆（钢丝锁）后再从插座上取下烧水杯；烧水杯内的水不要过满，避免水烧开后溢出，造成插座污染损坏或者拿取时烫伤。

⑤确保烧水杯插上后扣好安全支架。

⑥使用烧水杯时要密切关注，绝不能对烧水杯放任不管，避免因过度沸腾或烧干引起电路短路。

⑦不要在烧水杯底部垫衬，否则会导致其吸附液体，从而引发触电危险。

（3）烤箱的使用。

1）烤箱检查。

①上机后查看客舱记录本，如有烤箱故障，不可使用故障中的烤箱；在使用曾经有过故障的烤箱时，一定要加大监督力度。

②乘务员需查看烤箱架子与箅子，如有变形或装载不符的情况，需拍照反馈给客舱供应管理中心相关保障室；若箅子未按标准装载，厨房乘务员应要求航食人员按照标准重新装载，如无航食人员在场，厨房乘务员应将箅子及餐食调整至标准装载位置后再烤餐。

③各厨房乘务员应检查烤箱内是否有污渍，如发现问题，应及时联系清洁队人员进行清洁。将烤箱内部及烤箱门周边及加热

条上的油渍清理干净后，再装餐食；若烤箱内已放满餐食，应将烤箱内目测到的油渍，如烤箱门周边、餐食算子上及餐食相互挤压出的油渍等清理干净后，再烤餐。

④在航食摆餐时，如有餐食相互挤压出油脂或算子摆放不合理情况，乘务员应及时予以纠正。

⑤如发现烤箱的后壁板处有污渍要及时填写客舱记录本反馈；如发现未配备烤架及算子应及时报告乘务长，由乘务长通知所属基地客舱生产保障席及时配备并在"乘务日志"中反馈。

2）烤箱操作。

①未放单飞的乘务员不能单独操作烤箱烤餐，但发生烤箱失火时，所有乘务员都有责任第一时间按照机上烤箱失火时的处置程序进行处置。

②乘务员上机后须检查烤箱是否清洁，烤餐前确认烤箱内的物品必须是可以用来加热的。为了防止起火，在加热前必须确认烤箱内无任何纸片、纸制品、服务用具及干冰，不允许用餐巾布包着加热头等舱毛巾和头等舱餐具。

③不能将没有扣盖的热食放进烤炉，仅放可以加热的食物器皿，如热瓷器、锡箔纸、面包袋、铝箔盒等；不能在烤炉中加热牛奶等液体，除非有器皿包装，如粥或调味剂等。

④烤箱不可空烤或错烤，烤箱内无餐食最多空烤3分钟。

⑤通常情况将加热温度设定在MID挡（中温），且不可用高于各类餐食烘烤的标准进行烤餐。由于季节及地域变化，当标准烤餐温度无法加热餐食时，应在标准温度烤完餐检查餐食的温度后，再按照实际情况加温烤餐。

⑥乘务员无论是在客舱服务还是在厨房，都要关注正在工作中的烤箱以防出现任何异常。

⑦飞机起飞、下降及过站加油期间不得使用烤箱。

⑧飞机落地前，乘务组需提前清理烤箱中剩余的餐食，避免剩余餐食汤汁在落地时流出积成油污。

⑨过站期间，回房乘务员应去除架子和算子，由清洁人员（或厨房乘务员）对烤箱内部，尤其是加热条部位再次清理后才可装入新的餐食，避免油汁堆积产生起火隐患。

3）打开和关闭蒸汽烤箱。

①为防止烫伤，从烤炉里拿取热食、算子或加热后的物品时一定要使用手套。

②打开烤箱门前确认电源在关闭状态，所有的人都处在安全区域。

③加热结束后不能立刻打开烤箱门。

④转动开关从"锁"到"安全"位，让内部的蒸汽释放5秒，退后防止蒸汽灼伤，同时防止餐食滑落。

⑤蒸汽被释放后，戴好棉织手套，转动开关至"开"位，将烤箱开启一条小缝，确保烤箱内的物品或烤炉算子不会掉出。

⑥如果烤炉算子卡阻，应先移出上面的算子，然后分别取出热食，避免强行拉拽。在取出热食后，烤炉算子必须立即放回烤炉内。

⑦将餐食按照种类摆放在大托盘上，再将托盘放置到餐车内以便发放。

4）烤箱加热面包。

①加热面包前要确认装面包的塑料袋是否可以加热，如不能加热应把面包拿出放在烤炉算子上进行加热。

②处理烤箱里的加热面包袋时，小心热蒸汽。

③打开加热后的热面包袋时，不要用尖锐物品刺破袋子，应先开小口释放热气。

④面包烘烤方法：有蒸汽模式的烤箱，应先湿烤5分钟，再干烤3分钟。

（4）热食的发放。

1）无人热饮是否烫手。

2）给乘客递送热饮时，必须用语言提示乘客小心烫伤，同时确认乘客已经拿稳后再松手。禁止出现无语言交接现象。

3）提供热饮以不超过2/3杯为宜。

4）不得出现在乘客头顶传递热饮的现象。

🛫 小 结

烧伤/烫伤可分为热力烧伤和化学烧伤。热力烧伤一般是指由于热力如火焰、热液（水、油、汤）、热金属（液态和固态）、蒸汽和高温气体等所致的人体组织或器官的损伤；化学烧伤指的是化学物质直接作用于身体，引起局部皮肤组织损伤，并通过受损的皮肤组织导致全身病理生理改变，甚至伴有化学性中毒的病理过程。烧伤/烫伤对人体组织的损伤程度一般分为三度。空勤人员应熟悉不同类型烧伤/烫伤的临床表现及处理原则，在同事或旅客意外发生烧伤/烫伤的情况下，及时进行烧伤/烫伤的处置，减少患者的痛苦，将伤害降至最低。

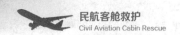

课后实训

1. 实训项目

烫伤处置。

2. 实训内容

某航班飞行期间，一对夫妻携孩子（儿童）乘机，孩子不小心被热水烫伤。

学生根据本项目的学习，分组操作，对烫伤儿童进行处置，并在操作过程中注意儿童的反应。

3. 实训分析

每位学生须为其他同学的表现打分，并分析自己为同学打分的依据。

_____

_____

_____

_____

_____

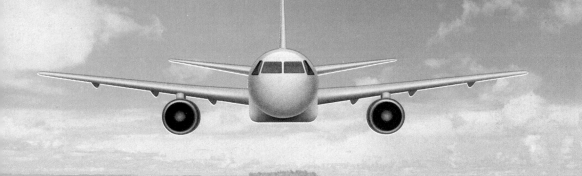

常见传染病防治
（PPT）

模块六

常见传染病防治

1. 了解常见传染病类型；
2. 熟悉常见传染病的传染源与易感人群；
3. 掌握常见传染病的临床表现及防治方法。

民航乘务员能够对常见传染病进行初步的判断，并能够在机上发生常见传染病时及时采取防范措施。

1. 会查阅相关资料，并对资料进行分类与整理；
2. 能够制订学习计划，并按计划进行理论知识的学习；
3. 参与实践，在实践中自我检验，自我完善；
4. 具备冷静、果断的职业素养。

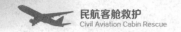
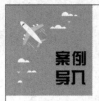

近年来，随着新冠肺炎疫情的蔓延和病毒传染方式的多元化，机场作为公共服务属性强且人流密集的公共场所，在疫情期间存在较高的病毒传播风险，面临着更大的安全管理压力。在新冠肺炎疫情期间，民航局下发了《关于做好春节返程期间新型冠状病毒感染肺炎疫情防控工作的通知》，启动应急响应机制，要求企业积极采取有效措施，最大程度保障客运安全。

传染病是能够传染给别人而且可能引起不同范围的流行与扩散的疾病。在传染病爆发期间，民航部门一定要做好防范，最大限度地保护旅客健康。

单元一 国境检疫疾病

国境检疫是预防传染病由国外传入国内或由国内传出国外的重要措施。每个国家都按自己的需要规定了需要检疫的病种，如鼠疫、霍乱、黄热病及国务院公布的其他传染病，并在国境处（如国际通航的港口、机场及陆地入境处和国界江河的口岸），设立国境卫生检疫站，对发病者、可疑病人及密切接触者进行隔离或留检。

一、鼠疫

鼠疫是鼠疫杆菌通过鼠类运动，借助于蚤类传播的一种烈性传染病，传染性强、病死率高。一次感染可获得持久性免疫。

人类历史上曾多次发生过流行的鼠疫，全球性鼠疫发生过 3 次，死亡人数过亿，不少城镇灭绝。据文献统计，死于鼠疫的人数超过历史上所有战争死亡的人数的总和。因此，人们称这种疾病为"黑色妖魔"。20 世纪 90 年代以来，世界鼠疫开始活跃。1994 年 9 月，印度的苏拉特市暴发了人间鼠疫，在很短的时间内造成了巨大的经济损失和严重的社会影响。印度鼠疫大流行是 20 世纪十大自然灾害之一。我国的鼠疫疫情也呈现上升趋势，新疫源地不断出现，部分鼠疫静息疫源地重新活跃，动物鼠疫流行范围逐渐扩大；鼠疫疫情向城市、人口密集区逼近；随着交通的日益发达，增加了鼠疫远距离传播的机会。"十五"期间，云南、贵州、广西、西藏、青海、甘肃和内蒙古 7 省（区）43 县次发生人间鼠疫 206 例，死亡 24 例；云南、广西、贵州、西藏、青海、甘肃、新疆、四川、内蒙古、宁夏、河北、陕西、辽宁、吉林 14 省（区）278 县次发生动物鼠疫疫情；新增 13 个鼠疫疫源县。为此，卫生部 2006 年关于印发《全国鼠疫防治"十一五"规划（2006 年—2010 年）》的通知，有效控制和减少了人间鼠疫的发生和流行。

△△△
读书笔记

拓展阅读

鼠疫杆菌简介

鼠疫杆菌对外界有较强的抵抗力，在干燥的痰液中，可存活 4.7 天，在化脓的液体中可存活 20～30 天，在阴暗潮湿处可生存数月，而在冰冻环境下可生存一年以上。鼠疫杆菌对日光、高热及消毒剂较敏感，如日光直射 4～5 小时，加温至 70 ℃～80 ℃经 10 分钟或加温至 100 ℃经一分钟均可致死。化学消毒剂，

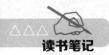

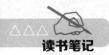

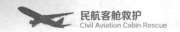

读书笔记

如来苏尔、石炭酸、漂白粉、福尔马林、升汞等在常用浓度均可迅速杀死鼠疫杆菌。

1. 主要临床表现

起病急，有高热、寒战、头痛、恶心和呕吐等症状。表现惊慌、言语不清、面部及眼结膜极度充血，步态不稳如酒醉状态。随后病人很快发生意识模糊、脉细而快、血压下降，也可有鼻出血、尿血、胃肠道出血和肝脾肿大等。腺鼠疫还可以出现全身淋巴结肿大和剧痛，严重者可很快昏迷。

2. 防范措施

（1）鼠疫是国境检疫疾病，出入国境口岸应严格执行《中华人民共和国国境卫生检疫法》及《中华人民共和国国境卫生检疫法实施细则》。

（2）结合爱国卫生运动，大力开发灭鼠活动，努力创造"无鼠害"机场，特别注意防止飞机客、货舱内的老鼠，如发现鼠痕迹、鼠咬痕迹或老鼠活动应立即报告，以便及时查找和消灭，以免危及飞行安全。

（3）按规定接种鼠疫活菌苗。

（4）对疫区及患者，严格按规定进行检疫、隔离和消毒，并立即报告有关部门。

二、霍乱

霍乱是一种由霍乱弧菌（或副霍乱弧菌）引起的肠道烈性传染病，多发生于夏秋季节，发病急，传播快，属于国际检疫性的传染病，也是我国法定管理的甲类传染病。

中国网络电视台消息：海地霍乱疫情于 2010 年 10 月 19 号暴发于北部阿蒂博尼特省沿海地区，随后迅速向周边省份蔓延。根据海地官方 19 日统计数字，该国死于霍乱的人数升至 2 535 人，另有 5.7 万人得到治疗，近 10 万人感染，并扩散至邻国多米尼加。海地有关实验室分析结果表明，这次暴发的疫情为传染性很强的 01 群小川型霍乱，而引发此次疫情的菌株源自南亚。近年来，我国疫情处于低发水平，2010 年 8 月 16 日以来，安徽蒙城县陆续报告霍乱病例 33 例，已治愈出院 23 例，目前疫情初步得到遏制。但分析人士指出，此次疫情事情也警示了我国霍乱防控体系存在的风险。部分地区也在蛙类、甲鱼、南美白对虾等水产品中分别检出霍乱弧菌。据专家分析，本次发生的霍乱疫情可能与不洁饮食有关。

1. 主要临床表现

发病急、先泻后吐、多无腹痛及里急后重症状，大便初期呈黄水样，而后呈米汤样。严重者可有高烧、脱水、虚脱，甚至休克。若医治不及时，死亡率较高。目前少数地区仍有发生，如东南亚、印度和香港等地。我国虽曾消灭了此病，但随着国际交往的增多，也应引起高度重视进行预防。

2．防范措施

（1）霍乱是国境检疫疾病，出入我国口岸应严格执行《中华人民共和国国境卫生检疫法》及其实施细则。

（2）加强饮水消毒和食品卫生管理。

（3）若发现此种病人，须按规定进行检疫隔离、消毒和及时治疗，并立即向上级有关部门报告。必要时可在医师指导下服用四环素类药物进行预防。

拓展阅读

霍乱弧菌简介

霍乱是由霍乱弧菌引起的。霍乱弧菌为革兰染色阴性，对干燥、日光、热、酸及一般消毒剂均敏感。霍乱弧菌产生致病性的是内毒素及外毒素。正常胃酸可杀死弧菌，当胃酸暂时低下时或入侵病毒菌数量增多时，未被胃酸杀死的弧菌进入小肠，在碱性肠液内迅速繁殖，并产生大量强烈的外毒素。这种外毒素具有 ADP 核糖转移酶活性，进入细胞催化胞内的 NAD+ 的 ADP 核糖基共价结合亚基上后，会使这种亚基不能将自身结合的 GTP 水解为 GDP，从而使这种亚基处于持续活化状态，不断激活腺苷酸环化酶，致使小肠上皮细胞中的 CAMP 水平增高，导致细胞大量钠离子和水持续外流。这种外毒素对小肠黏膜的作用引起肠液的大量分泌，其分泌量很大，超过肠管再吸收的能力，患者在临床上会出现剧烈泻吐，严重脱水，致使血浆容量明显减少，体内盐分缺乏，血液浓缩，出现周围循环衰竭。由于剧烈泻吐，导致电解质丢失、缺钾缺钠、肌肉痉挛、酸中毒等甚至发生休克及急性肾衰竭。

读书笔记

三、黄热病

黄热病是由黄热病毒引起的一种急性传染病，也属于国境检疫疾病。其主要流于中南美（由南纬 30°至北纬 15°的范围内）和非洲。我国没有黄热病发生。本病的传染源主要是病人，其次是病猴。传染媒介是伊蚊，当伊蚊吸吮病人或病猴的血，经 9 ～ 12 天以后，再叮咬健康人，即可经血感染发病。此病一般流行于 3 ～ 4 月份。潜伏期为 3 ～ 6 天，也可长达 10 ～ 13 天。

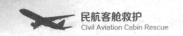

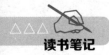
1. 主要临床表现

典型的黄热病起病大多急剧，初有寒颤，继而高热，剧烈头痛、全身肌痛、腰背酸痛、恶心呕吐、颜面潮红、皮肤干热，病人常烦躁不安。初期脉搏较快，而后逐渐变慢，即出现相对缓慢现象，这是本病的一个临床特征。3 天过后，若继续发展，主要是侵犯肝脏、肾脏，可出现黄疸和蛋白尿及皮肤、口腔、鼻腔、泌尿道和胃肠部位出血。除严重病例外，黄疸一般不太深。此病若不及时治疗，死亡率也较高。

黄热病严重的典型病人较少，而轻症病人较多，一般只出现发热、头痛，并不伴有出血、黄疸和蛋白尿，故常易误诊。

2. 防范措施

黄热病在治疗上没有特效疗法，主要是对症治疗。预防接种是最重要的有效措施，因此，凡准备进入黄热病流行国家或地区的人员都应进行黄热病活毒疫苗皮下接种，有效期为 10 年。具体防范措施如下：

（1）管理好传染源。由于我国已经发现输入性病例，所以，黄热病的预防应加强边境检疫，对于来自疫区的人员必须出示有效的预防接种证书，以防止该病传入我国；对来自黄热病流行区的人员开展体温检测、医学巡查、流行病学调查和医学检查，重点关注有发热、黄疸等症状的人员。

（2）切断传播途径。防蚊、灭蚊是防止本病的重点措施。

（3）保护易感人群。在进入疫区、已知或预测有黄热病疫情活动的区域前，对 9 个月以上的儿童应常规进行 17D 黄热病减毒活疫苗的预防接种。一次皮内接种 0.5 mL，7～9 天即可产生有效的免疫力并可持续达 10 年以上。但该疫苗不宜用于 4 个月以下的婴儿，因接种后发生神经系统的并发症几乎均为小于 4 个月的婴儿。

拓展阅读 ///

黄热病病毒简介

黄热病病毒属虫媒病毒 B 组披膜病毒科，病毒直径为 22～38 纳米，呈球形，有包膜，含单股正链 RNA。易被热、常用消毒剂、乙醚、去氧胆酸钠等灭活，但在血中能于 4 ℃保存 1 个月，在 50% 甘油中于 0 ℃下可存活数月，于 −70 ℃或冷冻干燥条件下可保持活力数年。最初分离的黄热病毒 Asibi 株通过组织培养弱化成 17D 株，用以制备减毒活疫苗，预防效果良好。

单元二 消化道传染病

一、急性重症型肝炎

急性重症型肝炎又称暴发型肝炎或电击型肝炎，是由多种病毒引起的传染病，具有传染性强、传播途径复杂、流行面广泛、发病率高等特点。

急性重症型肝炎的传染源是肝炎病人及病毒携带者。

1. 主要临床表现

（1）疲乏无力、食欲减退、恶心呕吐、厌油、腹胀、右上腹肝区痛、肝肿大及肝功能化验异常。

（2）相应的抗原抗体阳性，部分病人可出现黄疸和发热。

（3）乙型肝炎如在急性期治疗不彻底，可转为迁延性肝炎或慢性肝炎。

（4）慢性乙型肝炎与原发性肝细胞癌的发生有着密切的关系。

2. 防治措施

（1）加强对传染源的控制，报告等级，隔离治疗。一般来说，对急性黄疸型肝炎易引起人们的重视和隔离，但对慢性肝炎病人及带病毒者易忽视，应定期复查，减少传播机会。

（2）切断传播途径。

1）加强饮食卫生管理，严格执行《中华人民共和国食品卫生法》。

2）养成良好的个人卫生习惯，饭前便后要使用肥皂洗手，尽量避免在卫生条件差的饭馆就餐，避免病从口入。

3）对乙型肝炎，重点在于防止通过血液和体液的传播，各种医疗及预防注射（包括皮肤试验、卡介苗接种等）应实行一人一针一管，使用经严格检测合格的血液制品（最好使用自家人或自己的血）。对带血的污染物应严格消毒处理。

（3）保护易感人群。

1）如需输血，最好使用自家人的血或自己的血。若有与肝炎病人接触史者，应及时报告航医，进行医学观察。如与甲型肝炎病人接触过，一般应在接触后 7 天内注射丙种球蛋白。

2）接种疫苗。目前有甲肝疫苗和乙肝疫苗。

3）如果妊娠者为乙型慢性肝炎或乙型肝炎病毒携带者，应在新生儿出生前和出生后联合应用乙肝免疫球蛋白。

4）注意劳逸结合，增加营养，积极锻炼，提高肌体的抵抗力。

5）机组空乘、空保人员一旦患肝炎，直接停飞，故应积极预防。

读书笔记

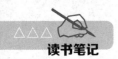

拓展阅读 ///

不同类型的病毒性肝炎的传播途径与易感人群

病毒性肝炎现分为甲型、乙型、丙型、丁型和戊型五种类型，病毒类型不同，传播途径也不同。

（1）甲型肝炎病毒主要从粪便排出体外，污染水和食物，通过日常接触而经口传染（粪—口传播）。

（2）乙型肝炎可通过输出、输入血液制品或使用污染病毒的针头、针灸用针、采血用具而发生感染。唾液在传播中也具有的重要意义。另外，母婴传播主要是分娩时接触母血或羊水和产后密切接触引起，少数（约5%）可在子宫内直接感染。

（3）丙型肝炎主要通过输血而引起，本病占输血后肝炎的70%以上。

（4）丁型肝炎传播途径与乙型肝炎基本相同，静脉注射毒品、男性同性恋、娼妓和经常应用血制品或肾透析患者为本病的高危人群。

（5）戊型肝炎主要通过被污染水源经粪—口途径而感染。

甲型肝炎主要发生于儿童及青少年；乙型肝炎较多发生在20～40岁青壮年，男性多于女性，不发达国家多于发达国家；丙型及戊型肝炎的发病者以成人为多。

二、乙型肝炎

乙型病毒性肝炎是由乙型肝炎病毒引起的以肝脏病变为主的一种传染病。乙型肝炎曾是一种常见病，但随着乙肝疫苗的广泛应用，乙型肝炎得到了较好的控制。

乙型肝炎的传染源是急、慢性患者和病毒携带者。病毒存在于患者的血液及各种体液（汗液、唾液、泪、乳汁、羊水、阴道分泌物、精液等）中。急性患者自发病前2～3个月即开始具有传染性，并持续于整个急性期。乙型肝炎表面抗原阳性［HBsAg（+）］的慢性患者和无症状携带者中凡伴有乙型肝炎e抗原阳性［HBeAg（+）］的患者等，均具有传染性。人类对乙型肝炎普遍易感，各种年龄段均可能发病。其中肝脏功能异常，或存在病变的乘务员尤其易受乙肝病毒的侵袭。男性乘务员有长期嗜酒习惯者，可导致肝损伤，易受乙肝病毒的感染。另外，体质较差与免疫力低下的乘务员，感染乙型肝炎的概率也较高。

职场小贴士 ///

在工作中，乘务员由于经常需要近距离接触乘客，因此，被乙型肝炎患者或病毒携带者传染的概率大大增加。

1．主要临床表现

（1）急性肝炎。急性肝炎可分为急性黄疸型肝炎和急性无黄疸型肝炎。乙型肝炎潜伏期较长，潜伏期为 45～160 天，平均为 120 天，总病程为 2～4 个月。

1）黄疸前期。有畏寒、发热、乏力、食欲不振、恶心、厌油、腹部不适、肝区痛、尿色逐渐加深，本期持续平均 5～7 天。

2）黄疸期。热退，巩膜、皮肤黄染，黄疸出现而自觉症状有所好转，肝大伴压痛、叩击痛，部分患者轻度脾大，本期 2～6 周。

3）恢复期。黄疸逐渐消退，症状减轻以至消失，肝脾恢复正常，肝功能逐渐恢复，本期持续 2 周至 4 个月，平均 1 个月。

（2）慢性肝炎。既往有乙型肝炎或 HBsAg 携带史或急性肝炎病程超过 6 个月，而目前仍有肝炎症状、体征及肝功能异常者，可以诊断为慢性肝炎。常见症状为乏力、全身不适、食欲减退、肝区不适或疼痛、腹胀、低热，体征为面色晦暗、巩膜黄染、可有蜘蛛痣或肝掌、肝大、质地中等或充实感，有叩痛，脾大严重者，可有黄疸加深、腹腔积液、下肢水肿、出血倾向及肝性脑病。根据肝损害程度临床可分为以下几项：

1）轻度。病情较轻，症状不明显或虽有症状体征，但生化指标仅 1～2 项轻度异常者。

2）中度症。症状、体征居于轻度和重度之间者。肝功能有异常改变。

3）重度。有明显或持续的肝炎症状，如乏力、纳差、腹胀、便溏等，可伴有肝病面容、肝掌、蜘蛛痣或肝脾肿大，而排除其他原因且无门脉高压症者。实验室检查血清，谷丙转氨酶反复或持续升高；白蛋白减低或 A/G 比例异常，丙种球蛋白明显升高，凡白蛋白 ≤ 32 g/L，胆红素 >85.5 μmol/L，凝血酶原活动度 60%～40%，三项检测中有一项者，即可诊断为慢性肝炎重度。

（3）重型肝炎。

1）急性重型肝炎。起病急，进展快，黄疸深，肝脏小。起病后 10 天内，迅速出现神经精神症状，出血倾向明显并可出现肝臭、腹腔积液、肝肾综合征、凝血酶原活动度低于 40% 而排除其他原因者，胆固醇低，肝功能明显异常。

2）亚急性重型肝炎。在起病 10 天以后，仍有极度乏力、纳差、重度黄疸（胆红素 > 171 μmol/L）、腹胀并腹腔积液形成，多有明显出血现象，

读书笔记 △△△

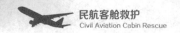
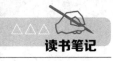
一般肝缩小不突出，肝性脑病多见于后期肝功能严重损害；血清 ALT 升高或升高不明显，而总胆红素明显升高，即胆酶分离，A/G 比例倒置，丙种球蛋白升高，凝血酶原时间延长，凝血酶原活动度 < 40%。

3）慢性重型肝炎。有慢性肝炎肝硬化或有乙型肝炎表面抗原携带史，影像学、腹腔镜检查或肝穿刺支持慢性肝炎表现者，并出现亚急性重症肝炎的临床表现和实验室改变为慢性重型肝炎。

（4）肝炎后肝硬化。乙型肝炎肝硬化是慢性乙型肝炎发展的结果，早期肝硬化必须依靠病理诊断（肝组织同时具备弥漫性纤维化及假小叶形成）、超声和 CT 检查等，腹腔镜检查最有参考价值。临床诊断肝硬化，是指慢性肝炎患者有门脉高压表现，如腹壁及食管静脉曲张，腹腔积液、肝脏缩小，脾大，门静脉、脾静脉内径增宽，且排除其他原因能引起门脉高压者，依肝炎活动程度可分为活动性肝硬化和静止性肝硬化。

（5）乙型肝炎表面抗原（HBsAg）携带者。HBsAg 携带者中实际包括健康携带者、慢性 HBV 感染者，甚至肝硬化患者。研究发现，仅有 10% ～ 29% HBsAg 携带者的肝组织正常，而大部分有不同程度的肝组织损害。我国对 HBsAg 携带者的定义是：HBsAg 阳性，但是无肝炎的症状和体征，各项肝功能检查正常，半年内检查无变化者。

2．预防措施

（1）管理传染源。对传染源的管理主要包括以下几个方面：

1）隔离干口消毒。对患有乙型肝炎的乘务员隔离至病情稳定后，可以继续工作。但应加强对患者的分泌物、排泄物的消毒处理。

2）对献血员的管理。献血员应在每次献血前进行体格检查，检测 ALT 及 HBsAg（用 RPHA 法或 ELISA 法）。HBsAg 阳性者，不得献血。有条件时，应开展抗 -HCV 测定，抗 -HVC 阳性者不得献血。

3）对 HBsAg 携带者的管理。携带 HBsAg 的乘务员应注意个人卫生和经期卫生，以及行业卫生，以防唾液、血液及其他分泌物污染周围环境，感染他人；个人食具、刮刀修面用具、漱洗用品等应与健康人分开。

（2）切断传播途径：

1）加强卫生管理。做好客舱饮食卫生管理、环境卫生管理及粪便无害化处理，提高个人卫生水平。

2）个人用品专用。感染乙型肝炎或携带病毒的乘务员的洗漱用品及食具专用。

3）开展灭蚊虫工作。严格开展客舱灭蚊虫工作。

4）养成卫生习惯。培养乘务员养成良好的卫生习惯，常使用肥皂、流动水洗手。

（3）保护易感人群。保护易感染人群不被传染主要有以下两个方面：

1）对于患有肝脏疾病的乘务员，应尽量不安排其直接与旅客接触，减少感染概率。

2）合理安排工作强度，避免乘务员过度疲劳，降低免疫力。

拓展阅读

乙型肝炎的传播途径

（1）乙型肝炎的传播途径。

1）血液传播是主要的传播方式，包括输血及血制品与使用污染的注射器或针刺等。

2）母婴垂直传播主要通过分娩时吸入羊水，产道血液，哺乳及密切接触，通过胎盘感染者约5%。

3）生活密切接触传播是次要的传播方式，主要是各种分泌物和体液接触传播，也包括性接触传播。

4）其他传播有经吸血昆虫（蚊、臭虫、虱等）叮咬传播。

（2）乘务员被传染乙型肝炎的途径。

1）与乘客近距离交谈，因唾液飞沫而造成的传染，这是乘务员被传染乙型肝炎的主要途径。

2）客舱内的蚊虫叮咬造成的传染。目前，飞机起飞前，普遍开展客舱灭蚊虫工作，但因灭蚊虫工作不彻底造成乘务员感染乙型肝炎的可能性仍然存在。

三、痢疾

读书笔记

痢疾有细菌性和阿米巴痢疾之分，最常见的是细菌性痢疾（简称菌痢），是由痢疾杆菌引起的消化道传染病，一年四季都可发病，但以夏季为最多。痢疾杆菌进入人体消化道以后，在大肠里繁殖，并使肠黏膜溃疡化脓，所以，痢疾病人常有脓血便，产生的毒素还可能引起全身症状。若急性菌痢治疗不彻底，还会转成反复发作的慢性痢疾。因此，痢疾是严重危害人体健康的一种肠道传染病。

痢疾的传染源是痢疾病人和慢性带菌者。

职场小贴士

痢疾的传播途径除日常生活接触传染外，也可以通过苍蝇污染的食物而传播。

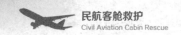

1．主要临床表现

（1）常呈急性发病，发热、腹痛腹泻，伴有里急后重（腹痛窘迫，时时欲便，肛门重坠，便出不爽），少数人可有恶心呕吐、脓血便。

（2）重症患者常以高热、抽搐、昏迷等毒血症为主，而肠道症状却不明显。

2．防治措施

（1）灭蝇，把住"病从口入"关，搞好饮食、饮水卫生，饭前便后要洗手。

（2）病人应及时隔离，及时治疗，定期化验大便，直至检查大便三次正常后方可停药。

（3）高发病季节及地区要多吃大蒜或口服活菌苗预防，必要时可在医生指导下服用抗生素进行防治。如口服黄连素或氟哌酸等。

（4）在民航空中女乘务员中患细菌性痢疾者较多，因此，应特别注意饮食和个人卫生。

四、食物中毒

食物中毒是由于误食含有害物质的食物而引起的急性中毒性疾病。食物中毒可分为细菌性食物中毒、有毒动植物中毒和化学毒物中毒等，以细菌性食物中毒最为多见。细菌性食物中毒是食入被细菌及其毒素污染的食物而引起的急性感染中毒性疾病。

职场小贴士 ///

除人吃了被污染的食物外，食物中毒也可因食物容器或案板被细菌污染引起。导致食物中毒的细菌很多，但常见的有沙门氏菌属、嗜盐菌，其次是变形杆菌、致病性大肠杆菌及葡萄球菌和肉毒杆菌所产生的细菌毒素。

1．主要临床表现

（1）患病者曾共同食用被细菌或毒素污染的食物，故多数是同时发病并且症状基本一致。

（2）潜伏期短，多数为进食 2～5 小时后发病。

（3）有明显的季节性，一般多发生于夏季、秋季。

（4）临床表现主要是急性胃肠炎症状，如头晕、恶心呕吐，腹痛腹泻，可伴有发热。

2．防治措施

（1）不买、不食不洁或腐烂变质的食物，防止生、熟食物在加工操作时交叉感染。

（2）凉拌菜要洗净、消毒，现吃现做。

（3）隔夜菜食用前要彻底加热。

（4）同一机组人员在机上不要食用同一饭菜，或采取正副驾驶间隔一小时进餐，以保证飞行安全。

（5）如果发现食物中毒患者，应尽早催吐，禁食，不可自行服用止泻药和肠胃药。

单元三　呼吸道传染病

一、流行性感冒

流行性感冒简称流感，是由甲、乙、丙三型流感病毒分别引起的一种急性呼吸道疾病，属于丙类传染病。患者或病毒携带者是传染源，传播途径主要是飞沫通过呼吸道传播。

职场小贴士

流感病毒容易发生变异，传染性强，人群普遍易感，发病率高，历史上在全世界引起多次暴发性流行，是全球关注的重要公共卫生问题。

读书笔记

1．主要临床表现

（1）发病突然、高热、周身酸痛、头痛、乏力、眼结膜明显充血。

（2）全身症状重于鼻塞、流涕、咽痛等呼吸道症状。

（3）严重者可合并感染引起肺炎、中耳炎等。

2．防治措施

（1）到目前为止，对流感病毒尚无特效药物，通常只是对症治疗，保持室内空气流通，注意休息，提高肌体的抵抗力。流行期间尽量少去公共场所。

（2）必要时可服中药。如银翘解毒丸、羚羊感冒片、桑菊感冒片及大青叶、板蓝根等进行预防治疗。

（3）为防止继发感染可在医生指导下加服抗生素类药物，还可服用维生素C等。

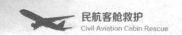

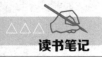

（4）临床实践证明采用中西医结合治疗效果较好。

（5）注射流感疫苗可预防流感。

二、甲型 H1N1 流感

甲型 H1N1 流感为急性呼吸道传染病，其病原体是一种新型的甲型 H1N1 流感病毒，在人群中传播。与以往或目前的季节性流感病毒不同，该病毒毒株包含猪流感、禽流感和人流感三种流感病毒的基因片段。

中国卫生部 2009 年 4 月 30 日发布 2009 年第 8 号公告，明确将甲型 H1N1 流感（原称人感染猪流感）纳入传染病防治法规定管理的乙类传染病，并采取甲类传染病的预防、控制措施。其病毒特征是 A 型流感病毒，携带 H1N1 亚型猪流感病毒毒株，包含禽流感、猪流感和人流感三种流感病毒的核糖核酸基因片段，同时拥有亚洲猪流感和非洲猪流感病毒特征。医学测试显示，目前主流抗病毒药物对这种毒株有效。美国疾控机构的照片显示甲型 H1N1 流感病毒呈阴性反应。

职场小贴士

甲型 H1N1 流感的传染源主要为病人和病毒携带者，感染和携带这种病毒的动物均有可能传播。传播途径主要为呼吸道传播，也可以通过接触感染的猪或其粪便、周围污染的环境等途径传播。

人群普遍易感，多数年龄在 25～45 岁，以青壮年为主，应注意老年人和儿童。从事养猪业者，发病前一周内去过养猪、销售及宰杀等场所者，接触猪流感病毒感染材料的实验室工作人员为高危人群。甲型 H1N1 流感常发生在冬、春季节。猪感染猪流感一般发生在夏、秋季节。

1. 主要临床表现

（1）潜伏期较流感、禽流感潜伏期长，一般为 1～7 天。

（2）甲型 H1N1 流感的早期症状与普通人流感相似，包括发热、咳嗽、喉痛、身体疼痛、头痛、发冷和疲劳等，有些还会出现腹泻或呕吐、肌肉痛或疲倦、眼睛发红等。

（3）部分患者病情可快速进展，来势凶猛、突然高热、体温超过 39 ℃，甚至继发严重肺炎、急性呼吸窘迫综合征、肺出血、胸腔积液、全血细胞减少、肾功能衰竭、败血症、休克、呼吸衰竭及多器官损伤，导致死亡。

（4）病人原有的基础疾病也可加重。

2．防治措施

（1）注意休息，多喝水，减少到公共人群密集场所的机会。

（2）勤锻炼、勤洗手、保证饮食及充足睡眠，室内保持通风等，养成良好的个人卫生习惯。

（3）可以考虑佩戴口罩，降低风媒传播的可能性。

（4）定期将板蓝根、大青叶、薄荷叶、金银花当作茶饮用。

（5）特别注意突发高热、结膜潮红、咳嗽、流脓涕等临床表现。

（6）普通的抗流感疫苗对人类抵抗甲型 H1N1 流感无明显效果，故出现症状应及时去正规医院就诊。

（7）注射甲型 H1N1 流感的疫苗，口服病毒灵、连花清瘟胶囊、扑热息痛及抗生素等。

三、非典

非典（SARS）是指严重急性呼吸综合征，是于 2002 年在中国广东发生，并扩散至东南亚乃至全球，直至 2003 年中期疫情才被逐渐消灭的一次全球性传染病疫潮。

1．"非典"症状判断

高热（高于 38 ℃）和干咳、呼吸加速、气促或呼吸窘迫综合征等。

2．发现疑似"非典"病人旅客的应急处置程序

（1）关机舱门前。

1）首先做好自我保护。

2）说服患者，测量患者体温。

3）如体温达到 38 ℃，乘务员立即通知乘务长，由乘务长报告机长。

4）由机长与地面联系。

5）停止旅客继续登机。

6）根据有关指示配合现场处理。

（2）飞行过程中。

1）首先做好自我保护。

2）说服患者，测量患者体温。

3）如体温达到 38 ℃，乘务员须立即通知乘务长，由乘务长报告机长；给患者发放口罩、手套并监督其佩戴好。

4）立即为所有未佩戴口罩的旅客配发口罩；尽量使患者与旅客分开，并就地隔离该旅客及周围 10 名旅客（即前 4、后 4、左 2、右 2）；患者使用过的物品，应单独用垃圾袋隔离；患者用后的卫生间应及时封锁。

5）由乘务长指定专人为该名患者服务，尽量减少机组人员与可疑患者的接触。

读书笔记

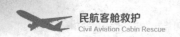

读书笔记

6）待飞机落地后，进行机上广播，婉转说明情况，安抚旅客。

7）待航班备降或落地后由机长通知地面进行处理，同时乘务长须立即向部门值班员、部门领导汇报。

3．"非典"流行期间落地后的工作程序（各机场的具体要求见最新通知）

（1）飞机落地打开机舱门后，必须等待当地卫生检疫人员测量完成所有机上人员体温并经卫生检疫人员核准后方可下机。任何乘务员或安全员（包括加机组人员）不得提前下机。

（2）当卫生检疫人员发现"非典"疑似患者时，所有人员（包括乘务员、安全员、加机组人员）都必须在指定区域隔离等待，不得擅自离开。如需要在机内等待较长时间时，乘务员需要打开各个机舱门（挂好黄带）通风，并时刻注意旅客动向（安全员及时就位），防止旅客私自跳离飞机。

（3）当疑似旅客确认不是"非典"患者时，乘务长应广播通知旅客，并组织旅客下机。舱单等文件在旅客全部下机后由乘务员带下飞机，然后在机坪上交接。地面人员将不再登机进行交接。

（4）当疑似旅客被确认是"非典"患者时，乘务长及时广播通知旅客，并根据当地地面人员要求组织旅客下飞机（机组、乘务员和加机组人员的隔离由当地公司代办人员安排），并在指定区域进行隔离，隔离后乘务长应及时通过电话汇报情况。

（5）激光测温仪使用须知：

警告：不要将激光直接对准眼睛或指向反射性表面（如镜子、不锈钢等表面）。

1）用前确认：扣动扳机，确定显示屏显示温度为摄氏（℃）。如显示为华氏（°F），推动扳机旁圆形小按钮，向前拉开手柄前盖，拨键向"C"即可。

2）测量方法：激光枪口对准被测者手心（未提拿重物一侧），距离为 10～200 cm，扣动扳机 1～2 秒，从显示屏读取读数，每测一次扣动扳机一次。

3）读数判读：当测试温度低于35.5℃时，视为正常；高于35.5℃（含）时，视为需复查对象。

注：测试温度为体表温度，实际体温应在此基础上增加约2℃。

4）复查对象处理：安排在原地休息片刻后再测一次，如显示温度仍在35.5℃以上，以玻璃体温表测量结果为准。

（6）激光测温仪应避免以下情况：

1）电焊和感应加热器引起的电磁场。

2）静电。

3）热冲击（由环境温度变化太大和突然变化引起）。

4）使用前测温仪需要30分钟的时间进行恒定。

5）不要将测温仪靠近或放在高温物体上。

6）当电池显示需要更换时请及时更换电池。

四、新冠肺炎

新冠肺炎是新型冠状病毒肺炎的简称，世界卫生组织命名为"2019 冠状病毒病"，是指 2019 新型冠状病毒感染导致的肺炎。2019 年 12 月以来，湖北省武汉市部分医院陆续发现了多例有华南海鲜市场暴露史的不明原因肺炎病例，证实为 2019 新型冠状病毒感染引起的急性呼吸道传染病。

1. 临床表现

新型冠状病毒感染的肺炎患者的临床表现：以发热、乏力、干咳为主要表现，鼻塞、流涕等上呼吸道症状少见，会出现缺氧低氧状态。约半数患者在一周后出现呼吸困难，严重者快速进展为急性呼吸窘迫综合征、脓毒症休克、难以纠正的代谢性酸中毒和出凝血功能障碍。值得注意的是：重症、危重症患者病程中可为中低热，甚至无明显发热。部分患者起病症状轻微，可无发热，多在 1 周后恢复。多数患者预后良好，少数患者病情危重，甚至死亡。

2. 防范措施

根据国家卫健委关于《重点场所重点单位重点人群新冠肺炎疫情防控相关防控技术指南》要求，民航防控应做到以下几项：

（1）根据航班（含国际、国内）始发地疫情形势、航空器是否安装高效过滤装置及航班客座率、飞行时间和航班任务性质等指标综合判断，可将运输航空航班防疫分为高风险、中风险和低风险三级；根据机场运行的航班情况，可将机场疫情防控等级分为高风险和低风险。依据不同风险分级实施差异化防控，并根据疫情发展动态实时调整风险分级。

（2）加强航空器通风。航空器在飞行过程中，在保障安全的前提下，使用最大通风量；地面运行期间，可不使用桥载系统，而使用飞机辅助动力系统进行通风。

（3）加强航空器清洁消毒。选择适航的消毒产品，做好航空器清洁消毒。日常清洁区域、预防性消毒频次等依据航班风险等级、航空器运行情况等确定。当航空器搭载可疑旅客后，应做好随时消毒、终末消毒等。

（4）优化机上服务。按照不同航班风险等级，根据疫情防控需要，开展机上体温检测，优化 / 简化机上服务，安排旅客正常 / 分散 / 隔座就座，设置机上隔离区，明确可疑旅客应急处置流程。

（5）加强机场通风。结合航站楼结构、布局和当地气候条件，采取切实可行的措施加强空气流通。气温适合的，开门开窗；采用全空气空调系统的，视情况全新风运行，保持空气清洁。

（6）加强机场公共区域清洁消毒。低风险机场根据需要进行清洁和预

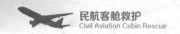

防性消毒；高风险机场每日进行清洁和预防性消毒，旅客聚集重点区域适当增加消毒频次。机场如发现疑似病例、确诊病例或可疑旅客，需由专业人员进行终末消毒。机场加强垃圾的分类管理和口罩使用后的回收工作，及时收集并清运。

（7）做好候机旅客健康管理。在候机楼配备经过校准的非接触式体温检测设备，为旅客提供必要的手部清洁消毒产品。对所有进出港旅客进行体温检测。设置候机楼隔离区，配合当地卫生部门做好发热旅客的交接工作。

（8）机场为来自疫情严重国家／地区的航班设置专门停靠区域，尽可能远机位停靠。对于来自疫情严重国家／地区的旅客，通过设置隔离候机区域、简化登机手续、采用无接触式乘机、设置专门通道、全程专人陪同等措施，严防机场内的交叉传染。

（9）加强对民航一线从业人员的健康管理，每日开展体温检测，确保他们身体不适时能够及时就医。指导机组人员、机场安检人员、机场医护人员、维修人员、清洁人员，根据航班和机场风险分级，采取不同的防护措施，加强个人防护。

（10）民航重点场所、重点环节、重点人员具体防控措施，可按照最新版《运输航空公司、运输机场疫情防控技术指南》实施。

五、流脑

流脑是流行性脑脊髓膜炎的简称，是由脑膜炎双球菌引起的化脓性脑膜炎。致病菌由鼻咽部侵入血循环，形成败血症，最后局限于脑膜及脊髓膜，形成化脓性脑脊髓膜病变。

职场小贴士

传染源是病人及带菌者，传播途径是脑膜炎双球菌通过飞沫经空气传播。

1. 主要临床表现

（1）轻型。轻型多见于流脑流行时，病变轻微，临床表现为低热、轻微头痛及咽痛等上呼吸道症状，皮肤可有少数细小出血点和脑膜刺激征。脑脊液多无明显变化，咽拭子培养可有病原菌。

（2）普通型。普通型最常见，占全部病例的90%以上。分为4期，其特点分别如下：

1）前驱期（上呼吸道感染期）。前驱期为1～2天，可有低热、咽痛、咳嗽等上呼吸道感染症状。多数病人无此期表现。

2）败血症期。突发或前驱期后突然寒战、高热、伴头痛、肌肉酸痛、食欲减退及精神萎靡等毒血症症状。幼儿则有哭闹不安，因皮肤感觉过敏而拒抱，以及惊厥等。少数病人有关节痛、脾肿大。此期的特征性表现是皮疹，通常为瘀点或瘀斑，70%～90%病人有皮肤或黏膜瘀斑点或瘀斑，直径为1mm～2cm，开始为鲜红色，后为紫红色，最早见于眼结膜和口腔黏膜，大小不一，多少不等，分布不均，以肩、肘、臀等易受压处多见，色泽鲜红，后变为紫红。严重者瘀斑迅速扩大，其中央因血栓形成而出现紫黑色坏死或形成大疱，如坏死累及皮下组织可留瘢痕。多数患者12～24小时发展至脑膜炎期。

3）脑膜炎期。脑膜炎症状多与败血症期症状同时出现。在前驱期症状基础上出现剧烈头痛、频繁呕吐、狂躁及脑膜刺激症状，血压可升高而脉搏减慢，重者谵妄、神志障碍及抽搐。通常在2～5天后进入恢复期。

4）恢复期。经治疗后体温逐渐降至正常，皮肤淤点、瘀斑消失。大瘀斑中央坏死部位形成溃疡，后结痂而愈，症状逐渐好转，神经系统检查正常。约10%病人出现口唇疱疹。病人一般在1～3周内痊愈。

2．防治措施

（1）针对脑膜炎双球菌对寒冷、干燥、消毒剂很敏感的特点进行防治。

（2）在流行高峰期间外出应戴口罩，尽量避免到闹市区或其他公共场所。

（3）早晚使用淡盐水漱口，吃大蒜、葱，或服中药预防，如贯众、大青叶、板蓝根、野菊花、连翘等，可选1～2味煎服。

（4）可服复方新诺明（SMZ），成人一次0.5～1.0克，一日一次，连服三天。

（5）进行流脑疫苗预防接种，获得持久免疫。

六、流腮

流腮（俗称痄腮）是流行性腮腺炎的简称，是由腮腺炎病毒引起的一种急性呼吸道传染病。病毒主要是侵犯腮腺，有时可侵犯颌下腺、舌下腺、睾丸、卵巢和胰腺等各种腺组织。

职场小贴士

病人是传染源，主要是通过飞沫经空气传播。冬、春季节发病率较高，儿童多于成人，病后免疫力巩固。

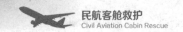

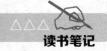

1．主要临床表现

（1）起病较急，有发热、头痛、腮腺肿大，一般先见于一侧，1～4天后累及对侧，但也有双侧同时发病的。

（2）肿胀以耳垂为中心，表面不红、边缘不清、触之有弹力感，局部压痛明显，张口咀嚼时疼痛加重，尤以吃酸性食物为甚。

（3）腮腺管口可出现红肿，但挤压无脓性分泌物，肿胀于第3～4日达到高峰，以后渐渐消退，全病程为10～14天。

2．防治措施

（1）对病人及密切接触者进行隔离治疗，直至腮腺肿胀完全消退为止。

（2）室内进行消毒，保持通风。

（3）必要时可服中药，如板蓝根、大青叶，也可服病毒灵等进行防治。

（4）流行性腮腺炎病毒活疫苗可注射、喷鼻或气雾吸入。

单元四　其他传染病

一、艾滋病

艾滋病即获得性免疫缺陷综合征，是一种使人体免疫力缺乏，由人类免疫缺陷病毒引起的严重传染病。该病毒进入人体后使其肌体免疫功能受到严重破坏，人体失去了抵抗疾病的能力，从而易引起某种肿瘤而导致死亡。本病死亡率极高，被称为"超级癌症"。本病初发于美国，目前在世界上已有一百多个国家和地区报告有艾滋病，其总数达七万多例，其中一半已死亡。我国已发现此传染病例。

由于艾滋病病毒主要存在于精液和血液中，故传播途径主要是性行为或使用被艾滋病病毒污染的注射针头、输血及血液制品等；另外，唾液及泪液中也含有此病毒，即使不密切接触也可以受染；母婴垂直传染也时有发生。

1．主要临床表现

艾滋病的潜伏期较长，一般为2个月到2年，甚至是10年。开始时可能无症状，以后可有持续发热、盗汗、乏力、全身淋巴结肿大、食欲不振、腹泻、咳嗽和呼吸困难、咽痛及吞咽困难、口腔内长白斑，以及皮下黏膜和上消化道出血或便血、血尿等。体质明显下降，极度衰竭。并发卡氏肺囊虫肺炎和卡波济氏肉瘤是死亡的主要原因。

2．防治措施

各国对艾滋病的预防工作都非常重视，我国已于1988年1月颁布了《艾滋病监测管理的若干规定》，世界卫生组织已决定从1988年起将每年的 12 月 1 日定为"世界艾滋病日"。其主要预防措施如下：

（1）对艾滋病要正确认识，不要恐惧或麻痹大意。一般接触是不会感染艾滋病病毒的，但不得共用牙刷、刮须刀等。

（2）严守法纪，保持个人贞节，严禁不正当的性行为，杜绝与艾滋病病毒感染者或艾滋病病人发生性接触。

（3）不得从国外带入被艾滋病病毒污染或可能造成艾滋病传播的血液和血液制品、生物制品、动物及其他物品。

（4）机组成员在旅途中如发现疑似艾滋病病人，应就近向预防、医疗保健机构报告；艾滋病病人不得登机或入境；艾滋病病人接触过的物品交卫生单位严格消毒。一般使用 1%～2%漂白粉澄清液消毒。

（5）在国外居留 1 年以上回国者，须在回国后 2 个月内到指定的专业机构接受检查。

拓展阅读

艾滋病流行病学

HIV 感染无季节性，其流行与经济状况、人员交往、人文习俗、卫生知识及预防措施等因素有关。

（1）传染源：HIV 感染者是本病的传染源，包括患者和无症状病毒携带者，后者因长期携带病毒而更具有危险性。

（2）传播途径：HIV 感染者的血液和体液（精液、阴道分泌物、乳汁等）中均带有病毒，主要有以下三种传播途径：

1）性接触传播：这是最主要传播途径，HIV 通过细微破损处与感染者血液和细胞接触而侵入机体。无论同性恋还是异性之间的不安全性行为均可传播。

2）血液及血制品传播：输入被 HIV 污染的血液或血制品，静脉毒瘾及药瘾者共用被 HIV 污染的、未经消毒的注射器、针头等；移植 HIV 感染者的器官或人工授精；某些农村地区非法的、不规范的采血；医院内医疗器械消毒不严或被污染的针头意外刺伤等；文身、文眉或共用牙刷、剃刀等。

3）母婴传播：感染 HIV 的孕妇可以通过胎盘、分娩中的血性分泌物及产后哺乳将 HIV 传给胎儿或婴儿。

（3）人群易感性：人群普遍易感，青壮年发病率较高，高危人群有多性伴侣者；静脉吸毒及药瘾者；多次接受输血和使用血制品者；感染者的配偶；母亲 HIV 感染的胎儿和婴儿等。

读书笔记

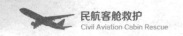

二、疟疾

疟疾俗称"打摆子"，主要为疟蚊咬人并将所携带的疟原虫传播给人而引起的传染病。疟原虫可分为间日疟、三日疟、恶性疟及卵圆形疟4种。长江流域和华北一带多为间日疟；福建一带多为三日疟；云南、贵州和海南岛等地多为恶性疟。非洲、东南亚及中南美洲患疟疾者最多。当疟蚊吸取疟疾病人或带有疟原虫人的血液时，人体内的疟原虫就被吸入了蚊体，疟原虫在蚊体内发育出更多的新疟原虫，当这种蚊子再叮咬健康人时，就会将新疟原虫传输给健康人，致健康人发生疟疾。当输入带有疟原虫人的血液时，也可以直接传染疟疾。

1. 主要临床表现

间日疟隔天典型发作一次。发作时先突然发冷、寒战、面色苍白，继而发热，体温可达40 ℃，大量出汗，几小时后体温很快降至正常。三日疟，症状同间日疟，只是每隔两天发作一次。恶性疟，起病较缓慢，发热不规则，症状不典型，体温可达40 ℃以上。重者可出现说胡话、惊厥、昏迷甚至死亡。

2. 防治措施

发现病人应早期隔离及时治疗；灭蚊及防止蚊子叮咬（宿舍里安装纱门、纱窗、挂蚊帐）；要进行抗复发治疗（适用于间日疟和三日疟），每年2—3月份进行。用八日疗法，乙胺嘧啶每片0.5克，每日8片，连服2日；伯氨喹啉每日3片，连服8日。在高疟区可进行预防性服药，成人每次顿服乙胺嘧啶50毫克（8片），同时服伯氨喹啉30毫克，每半个月一次，也可服防疟"2号"，成人每次3片，每20天一次，或每次2片，每10天一次皆可。

三、流行性出血热

流行性出血热（简称出血热）是由流行性出血热病毒（汉坦病毒）引起的一种自然疫源性疾病。1982年世界卫生组织统称为肾综合征出血热。

流行性出血热的主要传染源为野鼠类，特别是不冬眠而能家野通栖的鼠类，经螨虫叮咬吸血传播。

拓展阅读 ///

流行性出血热的传播途径

（1）接触感染：由带病毒动物咬伤或感染性的鼠排泄物，直接接触皮肤伤口使病毒感染人。

（2）呼吸道传播：吸入鼠排泄物尘埃而受感染。

（3）消化道传染：吃了受感染鼠的排泄物污染的食物而感染。

（4）虫媒传播：螨虫叮咬吸血，是鼠与人之间传播的途径之一。

（5）垂直传播：病毒可经胎盘，由被感染的母体传染给胎儿。

1. 主要临床表现

（1）患病后的典型症状有"三痛"（头痛、眼眶痛、腰痛），"三红"（面红、颈红、胸红）。

（2）本病潜伏期一般为 1～2 周，临床上以高热、出血、充血、低血压及肾脏损害为主要特征。

（3）常伴有头痛、恶心呕吐、全身不适甚至休克。死亡率较高，初期易误诊为"流感"。

2. 防治措施

（1）主要是采取预防接种、防鼠灭鼠和个人防护等综合措施。

（2）怀疑有此病者应及时住院治疗抢救，对病人用具进行隔离消毒。

（3）也可用贯众 30 毫克、白茅根水煎，连服三天进行预防。

（4）进入流行地区者可注射出血热疫苗，防治效果可达 90% 以上。

四、流行性乙型脑炎

流行性乙型脑炎（简称"乙脑"）是由乙脑病毒引起的以脑实质性炎症为主要病变的中枢神经系统急性传染病。病原体是乙脑病毒，经蚊虫叮咬而传播，也属于自然疫源性疾病。气温在 25 ℃～35 ℃时蚊虫较活跃，吸血也频繁，此时雨量较多，积水增加，孑孓孳生。因此，乙型脑炎的流行季节在春季、夏季。多见于 7—9 月，南方稍早，北方稍迟。2～6 岁儿童发病率最高。

病人及家畜、家禽，尤以猪为流行性乙型脑炎的主要传染源，蚊虫为主要传播媒介。

1. 主要临床表现

（1）起病急、有高热 39 ℃～40 ℃、头痛、嗜睡、常为喷射状呕吐、颈项强直。

（2）重症病人有意识障碍、抽搐，或吞咽困难、呛咳和中枢性呼吸衰竭甚至死亡等症状。

2. 防治措施

（1）防蚊、灭蚊、及时隔离治疗病人。

（2）在儿童中可注射"乙脑"疫苗。

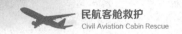
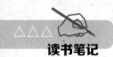
（3）在流行地区可服中药预防，如大青叶、贯众、紫草、黄芩、野菊花等，取 1～3 味，各 15～30 克，水煎服，连服三天进行预防。

五、流行性急性出血性结膜炎

流行性急性出血性结膜炎（俗称红眼病）是由病毒引起的一种急性传染性眼病。本病毒耐高温，在 33 ℃的条件下，生长繁殖最快，因而，常在夏季、秋季暴发流行。本病的特点是传染性强，潜伏期最短为 2～3 小时，最长约为 43 小时，95％以上的人在接触后 24 小时内发病。

流行性急性出血性结膜炎的传染源为病人及带病毒者，此病主要通过接触传染，主要传染途径是患眼—水—健眼，或者患眼—手或物—健眼，通过水源传播较快而普遍。

1. 主要临床表现

（1）眼睑水肿、异物感、针刺感、怕光、流泪、分泌物增多、视力下降等。

（2）约有半数病例可有结膜出血还可伴有头痛、低热、疲劳、流泪、咽痛等全身症状。

（3）一般 1～3 天症状达高峰，多数病人 5～7 天痊愈。

2. 防治措施

（1）在流行期间，不要到游泳池游泳。

（2）尤其应注意手的卫生，先使用肥皂洗净手而后再洗脸，洗脸用具要隔离，保持清洁。

（3）在治疗上无特效药，一般可用抗生素眼药水点眼进行防治，也可用中药水煎后洗眼，必要时可戴墨镜，以减轻症状。

单元五　机上突发公共卫生事件

飞行中发生的紧急医学事件包括突发公共卫生事件，即突然发生并造成或可能造成社会公众健康严重损害的重大传染病疫情、群体性不明原因疾病、重大食物和职业中毒，以及其他严重影响公众健康的事件。机组人员应通过训练掌握突发公共卫生事件的处置或实施交通卫生检疫的应急反应程序。

一、可疑传染病的一般症状

（1）持续发烧并伴有衰竭。

（2）出现急性皮疹或伴有发痒或不伴有发热。

（3）严重腹泻伴有其他症状或虚脱。

（4）伴有高热的黄疸时。

凡有以上 1～2 种表现时即应怀疑是传染性疾病。

二、处理方法

1．及时报告

在飞行过程中，若发现传染病病人或疑似传染病病人，出现突发公共卫生事件，必须立即报告机长，尽快向主管部门详细报告以下情况：

（1）飞机所属公司、机型、机号及航班号。

（2）始发机场、经停机场和目的地机场。

（3）机组及乘客人数。

（4）病人的主要症状、生命体征和发病人数。

2．实施临时交通卫生检疫

机长应当组织乘务组人员、安全保卫人员及机上医务人员乘客等实施下列临时交通卫生检疫措施：

（1）在做好个人自我防护和旅客保护的前提下，立即封锁已经污染或可能污染的区域。

（2）对检疫传染病病人、病原携带者、疑似检疫传染病病人和与其密切接触者实施就地隔离。

（3）对被污染或可能被污染的环境和病人的分泌物、排泄物进行消毒处理。

（4）禁止机舱之间人员流动，控制机组人员出入驾驶舱，避免传染和在机上造成恐慌和不安。

（5）填写《紧急医学事件报告单》，到地面后将检疫传染病病人、病源情况进行报告。

读书笔记

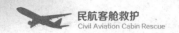

小 结

　　传染病是指能够传染给别人而且可能引起不同范围的流行与扩散的疾病，包括鼠疫、霍乱、黄热病、痢疾、流感等。每种传染病的发生与传播一般都有三个主要环节，即传染源、传染途径和易感人群。因此，传染病的预防应从这三个主要环节入手。民航服务人员应掌握常见传染病的临床表现与救护处理及防范方法，在传染病发生时最大限度地保证旅客身体健康。

课后实训

　　1. 实训项目
　　防范新冠疫情。
　　2. 实训内容
　　新冠肺炎疫情期间，民航部门采取了一系列防范措施，座位空勤人员应做好自身及旅客的防范工作。
　　学生根据本项目的学习，分组操作，进行客舱内的防新冠工作。
　　3. 实训分析
　　每位学生须为其他同学的表现打分，并分析自己为同学打分的依据。

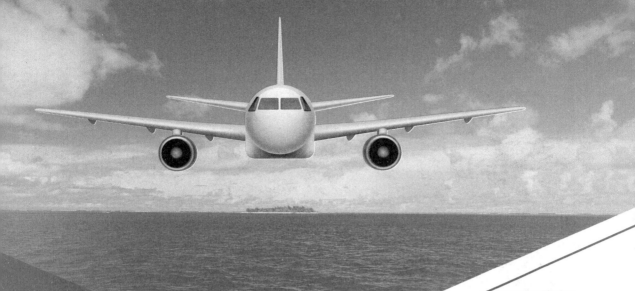

空勤人员航空
性疾病防范
（PPT）

模块七

空勤人员航空性疾病防范

1. 了解空勤人员常见航空性疾病类型；

2. 熟悉造成空勤人员航空性疾病的原因及女性空勤人员常见医学
问题；

3. 掌握空勤人员常见航空性疾病的主要表现及处理方法。

能够对空勤人员的高压缺氧症、高空减压病、高空胃肠胀气、航空
性中耳炎、航空性副鼻窦炎、航空性牙痛、高血压、冠心病及高原病等
症候进行判断，并给予对症处置。

1. 会查阅相关资料，并对资料进行分类与整理；

2. 能够制订学习计划，并按计划学习理论知识；

3. 具备细心细致，爱岗敬业的职业素养。

　　2011年5月15日，A航班从布里斯班起飞5小时左右，重仓乘务长姚某突然感觉头晕、呕吐。乘务组立即安排其吸氧，处于平躺位，并广播寻找医生。刚好飞机上有两名在澳洲学习的医生，判断姚某为颈椎供血不足，建议落地后叫救护车，并利用机上医疗设备对其展开了临时救助，为落地后的救护争取了时间。

职场小贴士

　　航空性疾病是飞行环境中大气压力变化引起的一种物理性损伤，根据气压变化、损伤的部位和程度，可引起不同的临床表现，而对于航空性疾病的患者来说，则可能出现其中一种或多种临床表现。

单元一　高空缺氧症

　　高空缺氧是指在高空因空气压力过低使氧分压过低产生的缺氧。

　　氧气是生命物质赖以保持正常功能所必需的最重要的物质之一。氧气量和分子浓度供应不足（缺氧）会引起大多数生物器官功能的超速衰退，甚至可造成死亡。人对缺氧极为敏感并易受其损害。例如，高度上升到2 700米高空时，大气中氧分子的浓度（分压）降低25％，即可造成智力的明显损害；当突然上升到1.67万米时，肺内气体的氧分压降低到地面值的10％，10秒内即引起意识丧失，4～6分钟可造成死亡。

　　一般认为，飞行时对人威胁最严重的是上升至高空引起的氧分压降低。当因氧气装备和座舱加压系统发生故障而使人们不得不在高空呼吸空气时，往往可迅速导致人体失能，甚至死亡。过去，缺氧曾造成过重大的机毁人亡事故。第二次世界大战至今，许多飞行人员在飞行中死于缺氧，更多的飞行员完成任务的能力因缺氧而受到损害。如今虽然座舱加压和供氧系统的性能和可靠性有了改进，大大降低了因缺氧造成的事故概率，但对此仍应保持高度的警惕。

读书笔记

一、高空缺氧的主要表现

　　缺氧的症状多种多样，见表7-1，但并非所有症状都会在同一个人身上表现出来。缺氧初期会出现气喘、呼吸加深加快等代偿反应，随着缺氧程度的加重，当超过身体的代偿能力时，便会出现各种各样的机能障碍。由于机体各组织、器官对缺氧的敏感程度不同，在缺氧时出现功能障碍的先后顺序也不同。一般认为，缺氧的阈限高度是1 200米，即超过1 200米的高度，最早的缺氧症状就会表现出来。

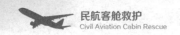

表 7-1　缺氧的症状和体征

主要症状		客观体征
气喘、呼吸困难 头痛 头晕（眩晕） 恶心 面部发热 视力减弱 视力模糊 复视 兴奋、烦躁 嗜睡 晕厥 虚弱 木僵	不断加重的缺氧	呼吸加深、加快或过度换气 困倦 震颤 全身出汗 面色苍白 口唇发绀 焦虑 心动过速 心动过缓（危险） 判断力下降 语言表达不清 供给失调 意识丧失、抽搐

1. 特殊感觉

视野变暗是一种常见的缺氧症状。然而，受试者在肺泡氧张力恢复正常之前都觉察不出这种变化，而在恢复后则感到照明水平明显变亮。在肺泡氧张力降低到 40 mmHg 以下之前，在相当明亮的灯光下（明视觉或锥体视觉），视网膜敏感性不受影响。虽然在实验室能证明，即使是十分轻微的缺氧（如肺泡氧张力下降到 75 mmHg 时引起的缺氧，相当于 3 000 米高度）也可损害眼对光的敏感性（微光视觉或柱状视觉），但是这种损害的绝对值无实际意义。当肺泡氧张力下降到 50 mmHg 以下，也就是在 4 600 米以上高度呼吸空气时，微光视觉对光敏感性降低的程度才具有重要的意义。肺泡氧张力下降到低于 50 mmHg 之前，明视觉的视敏度不受损害。中度和严重缺氧可使视野受限，并伴有周边视力丧失和出现中心暗点。

2. 发绀

皮肤或黏膜发绀，通常是由组织中毛细血管和小静脉的还原血红蛋白浓度过高引起的。一般认为，每 100 mL 毛细血管血液中至少要有 5 克还原血红蛋白才可能出现发绀。这只是粗略的近似值，但它可用于强调在严重贫血时不会出现发绀。只有当动脉血氧饱和度低于 75%，才可能令人信服地查出缺氧引起的中枢性发绀。在 $1.7 \times 10^4 \sim 1.9 \times 10^4$ 米以上高度，正常受试者呼吸空气时可以出现明显的发绀现象。

3. 意识丧失

在缺氧时，大脑静脉血的氧张力与意识水平有密切关系。当颈静脉氧张力降低到 17 ～ 19 mmHg 时，即丧失意识。相应的动脉氧张力随大脑血液的变化而改变，而大脑血液又取决于动脉血的氧和二氧化碳张力。促使大脑静脉氧张力降为 17 ～ 19 mmHg，并引起意识丧失的动脉氧张力为

20 ～ 35 mmHg，视二氧化碳过少的程度而定。一般来说，一个人肺泡氧张力降低到 30 mmHg（或稍低）时，经过一段时间就可能丧失意识；如果有明显的过度换气，肺泡氧张力降低到 30 mmHg 时，也会出现意识丧失；如果没有二氧化碳过少症，肺泡氧张力即使低至 25 mmHg 也能保持意识清醒。因此，急性暴露于高空呼吸空气时，出现意识丧失的高度可低至 5 300 米也可高至 8 000 米。

4. 有效意识时间

从氧张力降低开始到工作能力受一定程度损害的瞬间为止的间隔时间，称为有效意识时间。这一段时间间隔的长短受许多因素的影响，其中允许工作能力损害的程度具有最重要的意义。其范围可以从不能完成复杂的精神性运动任务到不能对简单指令做出反应。有效意识时间有很大的个体差异，它取决于身体健康情况、年龄、训练水平、对缺氧的经验、体力活动及暴露前供氧的程度。

二、高空缺氧的防护

有效利用机上的供氧设备是解决飞行中人员缺氧的主要途径。当缺氧状况不严重时，通过机上的供氧来调整飞机内部的氧气供应，以保证机上人员的氧气需要；当缺氧状况严重时，空乘人员应指挥全体旅客使用机上的氧气面罩，以保证氧气的供应。

飞机上的供氧系统主要是保证飞机上的人员能够吸入足够的氧气以及防止在高空飞行或应急离机过程中缺氧的个体防护装备。飞机供氧系统根据飞机的乘员人数、航程、升限和任务性质的不同而有多种形式，但基本上都由氧源、控制阀、减压阀、氧气调节器、各种指示仪表、跳伞供氧器、断接器和氧气面罩等组成。

读书笔记

职场小贴士

纯氧的吸入同样会对人体健康带来一定的影响，因此，一旦缺氧状况缓解，应立即停止。

1. 氧源

飞机上广泛使用气态氧源，其次是液态氧源。液氧系统比高压气氧系统的质量轻 60% ～ 70%，体积小 60% ～ 80%，但液氧不断挥发，自然损耗率大，地面储氧设备复杂，维护不便。液态氧源已用在现代军用飞机上。固体氧源（也称化学氧源）是继气态和液态氧源之后发展起来的新氧源。它是将含氧量高的固态化合物储存于化学产氧器内，使用时通过化学

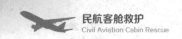
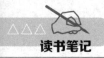
反应产生氧气。固体氧源体积小、质量轻，可长期储存，现已用于一些大型客机上。分子筛机上制氧是一种新的氧源。它是用一种俗称"沸石"的硅铝酸盐结晶体作为分子筛，当空气通过分子筛时，空气中的氮分子被分子筛吸附，而氧分子则较容易通过，从而获得一定纯度的氧气。吸附过程是可逆的，只要改变压力，并用一定量的气逆向冲洗，即可冲掉氮气，使分子筛再生。这种制氧方法具有简单、维护方便、费用低的优点。目前该制氧系统已开始在飞机上试用。

2. 氧气调节器

氧气调节器随飞行高度的变化按一定规律自动调节输出气的压力、流量和含氧百分比，以满足人体呼吸和体表加压的生理需要。按供氧方式，氧气调节器可分为连续式、肺式和加压式三种。连续式氧气调节器向氧气面罩连续供氧，并能随着外界气压的降低相应地增大供氧量。肺式供氧气调节器在飞行员吸气时供氧，呼气时停止供氧，可节省用氧量，广泛应用于飞行员个体供氧系统。加压式氧气调节器是用于 12 千米以上高空飞行的军用飞机飞行员的个体供氧系统。使用加压式氧气的典型程序是：调节器首先向人体内供氧，随后对飞行员穿着的高空代偿服充气加压，同时人体肺内过量的气体经呼气活门迅速排出，整个程序经 1.5～2 秒完毕。加压供氧时，飞行员吸入气的压力大于环境气压。在现代歼击机上，氧气调节器安装在弹射座椅上。飞行员应急离机时，断接器将机上氧源断开，同时打开跳伞供氧器氧源继续向飞行员供氧。民航客机通常备有应急供氧系统。正常飞行时，靠座舱增压以防止旅客缺氧。座舱增压系统一旦失效，则在飞机下降的同时由应急供氧系统在短时间内保证全体旅客用氧。

单元二　高空减压病

高空减压病是飞机在上升过程中，人体可能发生的一种特殊综合征。高空减压病的发生有一定阈限高度，绝大多数都是上升到 8 000 米以上高空，并停留一段时间以后才发生的，降至 8 000 米以下，症状一般都会消失。

迅速减压在民用航空中偶尔发生，它一般是由座舱壁（压力壳）结构的失灵或损坏引起。一旦发生迅速减压，机上人员会突然发生缺氧，所以，应及时供氧；若减压速度很快，还会造成器官和组织的损伤。

职场小贴士

在民用航空中，最为重要、最容易发生的是由于增压失效而引起的缓慢减压。一旦发生缓慢减压，航空器通常应逐渐下降到较为安全的高度；但在较多情况下，根据操作的需要，航空器将被迫继续在需要供氧的高度飞行。因此，必须保证供氧系统的可靠性。

一、高空减压病的主要表现

高空减压病主要表现为关节及其周围组织的疼痛，另外，还可伴有皮肤、呼吸或神经系统的一些症状，如皮肤痒感、刺痛、蚁走感与异常的冷热感觉、胸骨后不适、咳嗽和呼吸困难，以及头痛、视觉机能障碍、四肢无力和瘫痪等。上述症状，一般在高度下降后随即消失，只有极个别病例在下降至地面后仍继续存在，需要积极治疗，方能消失。

二、高空减压病的预防

1. 保证座舱内足够的压力

保证座舱内足够的压力是预防高空减压病的最根本措施。若能在飞行期间保持座舱压力不低于 8 000 米高度的压力值（267 mmHg），即可取得良好的预防效果。在民用航空中，只要密封增压座舱的结构完好就可以满足这个条件。

2. 吸氧排氮

吸氧排氮是预防高空减压病的重要方法。呼吸纯氧时，由于肺泡气中的氮分压降低，溶解在静脉血中的氮气就可不断通过肺毛细血管弥散到肺泡中而被呼出，血液中的氮分压也就会相应地降低，于是，溶解在身体各种组织、体液中的氮气又会向血液中弥散，再由肺泡排出体外。这样不断循环，逐渐将体内的氮排出。

在军事航空中，对那些没有装备增压座舱或座舱压力制度定得不太严的高空飞行的机种，可在高空飞行前，采用吸氧排氮的预防措施，这是降低高空减压病发病率的重要方法。而对于民用航空，本方法则没有实际意义。

3. 飞行中若发生事故性减压，应逐渐下降至较安全的高度

当密封增压座舱在 8 000 米以上高空受到破坏时，应尽量减少不必要的体力负荷；如有旅客在高空已出现高空减压病病症，应迅速与地面指挥中心联系，以便及时下降高度。

4. 控制重复暴露的间隔时间

通常情况下，潜水活动后 24 小时内不应飞行。有的国家规定，紧急情况下，潜水活动后 12 小时内可以飞行，但需要经过航空医师的允许。

读书笔记

5. 营养与锻炼

合理膳食和坚持体育锻炼，可防治肥胖，增强呼吸、循环功能，对预防高空减压病的发生具有积极的意义。

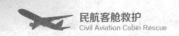

拓展阅读

高空减压病的影响因素

（1）物理因素。高空减压病的物理因素如下：

1）上升高度。该病在8 000米以下很少发生。在8 000米以上，飞行高度越高，发病率也越高。

2）高空停留时间。上升到高空后，人体一般不会马上出现症状，需要经过一定的时间才有可能会发病。在8 000米以上高空，停留时间越长，发病率越高。据有关资料显示，最早发病者大约在高空停留5分钟后发病，最迟发病者可在高空停留2.5小时后发病。

3）上升速率。上升速率越快，体内过剩的氮越来不及排出体外，发病率越高。

4）重复暴露。24小时内重复暴露于低气压环境中容易发病。这是因为前次暴露时形成的气泡以及体内的其他变化，在下降增压后的时间内尚未完全消除，或者说有累积效应。

5）高压条件下活动后立即飞行。例如，在24小时内曾做过水下运动或潜水活动者，上升高空时容易发病，因为在高压条件下体内溶解了较多的氮气，在返回水面后一定的时间内，残存在体内过多的氮气甚至若干气泡没有完全消除。有报道称，人潜水后立即乘坐飞机，在1 500米高度即可发病。

6）环境温度。寒冷的温度条件会增加发病率。

（2）生理因素。高空减压病的生理因素如下：

1）体重与年龄。肥胖者有易患屈肢症的倾向。随着年龄的增加，高空减压病的发病率也有所增加，这可能与身体发胖、脂肪组织增加，以及心血管功能降低影响氮气脱饱和速率有关。

2）呼吸、循环系统的功能状态。因较严重的缺氧或高空胃肠胀气而导致的呼吸、循环机能障碍，以及因寒冷或衣服、鞋过紧等因素，导致严重局部血液循环障碍时，都能减慢氮气脱饱和的速率而使该病的发病率增加。

3）肌肉运动或体力活动。因为人在进行肌肉运动或体力活动时，局部组织受到牵拉，可在一个小局部产生很大的负压，有促使气体离析出来形成气泡的作用。肌肉运动或体力活动时，组织中会产生大量的二氧化碳，使局部溶解的气体增多。另外，肌肉运动或体力活动时，组织中的血流量增加，使体内血液重新分配，导致脂肪组织中的血流量减少，不利于脂肪组织中氮气脱饱和过程的顺利进行。

单元三　高空胃肠胀气

与高空缺氧症和高空减压病不同的是，高空胃肠胀气没有明确的发病阈限高度，即使在较低的高度也可发生。

一、高空胃肠胀气的主要表现

（1）由于胃肠道内气体膨胀压迫膈肌使其升高，呼吸运动受到限制，肺活量减少，严重时可发生呼吸困难、面色苍白、出冷汗、脉搏减弱、血压降低甚至晕厥。

（2）由于腹内压力增高，下肢静脉血液向心脏的回流也将受到影响。

（3）腹胀和腹痛，一般都发生在飞行上升过程中，或在达到一定高度后的最初阶段内。若能经口或肛门顺利排出部分膨胀气体，则短时间内腹胀、腹痛的症状即可消失；否则，飞行高度越高，症状将越严重。

二、高空胃肠胀气的预防

1. 保证密封增压座舱的良好功能状态

通常，民航客机舱内压比舱外压高出 0.5 千克 / 平方厘米，可减轻或消除胃肠胀气的影响。因此，在起飞前，应该经常检查座舱的加压密封设备，保证其处于良好的工作状态。

2. 自觉遵守生活作息和饮食卫生制度

注意饮食卫生，养成良好的饮食习惯。进食不宜太快，以免吞咽过多的气体；进餐要定时、定量，使胃肠活动机能保持正常，以利于消化而少产气；严格遵守《中国民用航空卫生工作规则》规定，即飞行人员进餐半小时后方可参加飞行。

3. 限制食用易产气及含纤维素多的食品

空勤人员在飞行期间，应限制食用易产气及含纤维素多的食品，如韭菜、芹菜、萝卜、扁豆、洋葱、洋白菜、黄豆芽等；禁饮能产气的饮料，如啤酒、汽水、大量的牛奶等；控制食用含脂肪多或油炸的食物，少吃刺激性食物。

读书笔记

4. 防治便秘

空勤人员在飞行前应排空大便、小便，保持胃肠道功能良好。

拓展阅读

高空胃肠胀气的发病机理与影响因素

人体胃肠道内通常含有 1 000 mL 左右的气体，它们大多是随饮食和唾液吞咽下去的空气，少部分是由食物分解产生的。它们同样遵循波义耳定律，即当温度保持一定时，一定质量气体的体积与其压强成反比，即压力越大，体积越小；反之亦然。当高度上升时，若胃肠道内的气体不能顺利排出，则气体的体积随高度的增加也会不断地增大，使胃肠壁扩张，从而引起腹胀、腹痛等症状。另外，因胃肠道内气体经常被体温条件下的水蒸气所饱和，加上胃肠道壁的弹性对膨胀气体的限制作用，以及部分气体能从口及肛门排出等因素，体内气体随压力降低而减少膨胀的倍数，并不完全符合波义耳定律所述的压力与容积的关系。

高空胃肠胀气的影响因素包括以下几项：

（1）飞行上升高度及上升速度。上升的高度越高，气压降低越多，胃肠道内气体的膨胀也越大，高空胃肠胀气的症状也越重；上升的速度越快，胃肠道内膨胀气体越来不及排出，高空胃肠胀气的症状也越重。

（2）胃肠道的机能状态。在含气的空腔器官中，以胃肠道与体外相通的管道为最长，所以，肠道内气体的排出受阻也较多。凡是能影响胃肠道通畅的因素（如便秘、胃肠道慢性疾病等），均会妨碍膨胀气体的排出，从而加重高空胃肠胀气的症状。

单元四　气压性损伤

气压性损伤是由于飞机在升降过程中气压变化所引起的损伤。大气压是随着海拔高度的增加而降低的。在航行中，随着飞机上升或降落，座舱内的气压就发生相应的变化，人体含气骨腔内的气体也就随之扩张或缩小。常见的气压性损伤有航空性中耳炎、航空性副鼻窦炎和航空性牙痛。

一、航空性中耳炎

一般在咽鼓管（耳咽管）通气功能良好的情况下，飞机在升降时，通过咽鼓管的调节和人为地做主动通气动作，就可保持鼓膜内外压力平衡，此时仅有耳胀感或轻微的听力障碍，但不会造成耳部损伤。如果中耳腔内、外压力不能迅速取得平衡，就会产生各种症候群，伤及中耳腔，称为航空性中耳炎。

航空性中耳炎在旅客及空勤人员中较为常见。人的中耳与鼻咽部之间有一弯形而狭窄的管道，称为咽鼓管。中耳腔为一含气的空腔，外借鼓膜与外耳道相隔，内借咽鼓管与鼻咽部相通，所以咽鼓管是中耳腔与外界联系的唯一通道，咽鼓管平常呈关闭状态，只有在一定条件下（如打呵欠、吞咽等）才开放，保持中耳腔与外界气体的平衡（图7-1）。

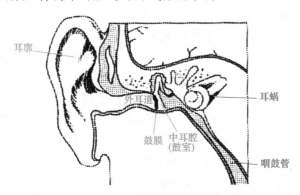

图 7-1　航空性中耳炎

当飞机上升，中耳腔内（鼓室）气体压力相对增高时，鼓膜受压向外凸出，此时就感觉到耳朵发胀，听力减弱，如果咽鼓管通气功能良好，中耳腔内的气体可以冲开咽鼓管逸出一部分气体，使中耳腔内外压力（即鼓膜两侧压力）达到平衡，一切恢复正常。因此，在飞机起飞、爬高过程中，除非咽鼓管有严重阻塞，否则一般不会发生气压性损伤。

飞机在下降时，中耳腔内压力相对降低，鼓膜受压向内凹陷，此时就会出现耳压感，严重时可出现耳痛、耳鸣及听力减退的症状。而外界气体却不能随意进入鼓室，只有在做吞咽、打呵欠等主动通气的动作使咽鼓管口开放，才能使空气进入中耳腔，重新恢复鼓膜内外的气压平衡。

如果咽鼓管通气不良或阻塞，中耳腔成了没有出口的死腔，中耳腔内负压增大到一定程度时，气压压在鼓膜上即破裂，造成气压性损伤，即航空性中耳炎，轻者有耳痛、耳鸣、听力下降、鼓膜轻度充血等症状，重者可致鼓膜穿孔出血；如果有上呼吸道感染时，可继发化脓性中耳炎，丧失听力，严重时气压变化可影响到内耳，出现一过性或持续性眩晕。

1. 病因

常见的原因有感冒后并发上呼吸道感染，其他如鼻窦炎、鼻息肉、鼻

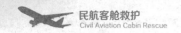

咽部疾患及咽鼓管附近淋巴组织增生肥大等，均可引起咽鼓管狭窄或堵塞。其次是飞行高度，越接近地面，气压增加率越大（一般来说，中耳气压性损伤多发生在 4 000 米以下，以 1 000 ～ 2 000 米高度为多），另外，飞机的下降速率（单位时间内飞机下降的高度）越大，鼓室内外压差越大，发病的概率越大。

2．防护办法

严禁感冒者飞行。每个空勤人员都应知晓该病的病因及学会咽鼓管通气方法。乘务员在飞机起降时应向旅客做宣传，主动送糖果和饮料，对睡觉的旅客在下降时应唤醒，对婴儿应嘱咐其母亲喂奶。也可采用咽鼓管通气方法防治。

（1）捏鼻鼓气法。仅在飞机下降时使用。用拇指、食指捏紧鼻孔，闭口用力向鼻咽腔鼓气，以增加鼻咽腔气体压力而冲开咽鼓管，并应注意勿使面颊部鼓起和憋气过久，但可多做几次。

（2）吞咽法。可多次吞咽唾液或咀嚼糖块。

（3）运动软腭法。干咽（即不吞咽唾液做吞咽动作），模拟呃逆动作，模拟打哈欠动作等。

有习惯性压耳的空勤人员，在上飞机前要捏鼻鼓气，吹胀鼓膜，再做吞咽动作使鼓膜复原，连做 3 ～ 5 次，效果良好。患感冒或急性上呼吸道感染的空勤人员应主动向航医报告，抓紧治疗，不得出航。有压耳、耳痛感，头痛者在做咽鼓管通气后，可用滴鼻净、去痛片；严重耳膜穿孔、出血者应中途下机就医。

拓展阅读

导致航空性中耳炎发病的因素

航空性中耳炎是指在气压改变的特定环境中造成的中耳腔的损伤。

（1）飞机的飞行高度。不同高度的大气层密度不同，越接近地面，密度越大，故当飞机下降率相同时，越接近地面，气压增加率越大。一般来说，中耳气压性损伤多发生在 4 000 米以下，以 1 000 ～ 2 000 米的高度为多。

（2）飞机的下滑率。单位时间内飞机下降的高度越大，鼓室内外压差也越大，发生航空性中耳炎的概率越大，特别是在军事航空中做高速率、大下滑角的下滑和俯冲或特技飞行时更是如此。有增压座舱的飞机，在飞行中舱内压力的变化虽较舱外压力的变化缓和，但由于喷气式飞机的运动速度大，气压性损伤仍经常发生。在着陆下滑时，飞行人员注意力高度集中在操纵飞机上，特别是缺乏主动做咽鼓管通气动作训练的新飞行人员，较易发生中耳气压性损伤。

（3）上呼吸道感染。上呼吸道感染常易引起咽鼓管咽口周围黏膜组织充血、水肿，从而影响咽鼓管的开放而导致气压性损伤。

二、航空性副鼻窦炎

航空性副鼻窦炎又称副鼻窦气压性损伤。鼻窦是与鼻腔相通的骨性含气空腔，共有 4 对，左右对称，包括额窦、上颌窦、筛窦及后方的蝶窦各 1 对（图 7-2）。鼻窦向鼻腔的开口处于正常情况时，无论在上升或下降增压过程中，空气都可以自由出入。保持窦腔内外气压平衡。如果鼻腔和副鼻窦内有急性或慢性炎症，窦口黏膜发生肿胀或有分泌物等存在而造成阻塞时，外界气压改变即引起窦腔内外压力的不平衡。

飞机下降时大气压增大，窦腔内形成相对负压，窦口附近的阻塞物被吸附于窦口而发生阻塞，这时阻塞物起活瓣作用，外界气体不能进入窦腔内，即可发生窦腔内黏膜充血、肿胀、水肿渗出、黏膜剥离，甚至出血等，并产生疼痛，这种气压性损伤称为航空性鼻窦炎。其主要发生在额窦，因为额窦不仅含气量大，而且与鼻腔相通的鼻额管细而长；其他三种窦很少发生损伤。相反在上升释压时，窦腔内形成正压，部分气体能冲开阻塞逸出，故较少发生严重影响。同航空性中耳炎相比较，航空性鼻窦炎的发生率低得多。

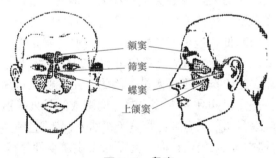

额窦
筛窦
蝶窦
上颌窦

图 7-2　鼻窦

1. 病因

鼻腔和副鼻窦内有急、慢性炎症，致使窦口附近的组织肿胀而阻塞窦口，形成具有活瓣作用的栓子。在飞机下降时，窦腔内呈相对负压，该栓子易堵塞窦口，致使内、外压力不平衡而引起气压性损伤。

2. 防护办法

（1）飞行中如旅客发生气压性损伤，可服用乘务员药箱中的止痛剂，用滴鼻净滴鼻。头痛难忍时按摩太阳穴（在耳郭前面、前额两侧、外眼

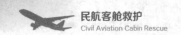

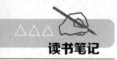

角延长线的上方），必要时配合按摩合谷穴（在手背第 1、2 掌骨间，第 2 掌骨桡侧的中点处）（图 7-3）。

（2）空勤人员如患有窦腔、鼻腔及鼻咽部炎症，应请航医及时诊治，一般不得参加飞行。

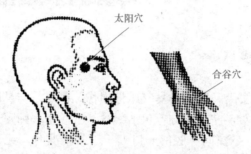

图 7-3　太阳穴、合谷穴

三、航空性牙痛

乘飞机高空飞行时，受到大气压力改变的影响，可能会引起牙痛，医学上称为航空性牙痛或气压性牙痛。这是一种由气压改变引起的牙髓疾病。

一般来说，只有牙病才会引起牙痛。但有时在陆地上虽有牙病却并不觉得疼痛，或只有很轻的症状，而在飞行过程中则症状会加重，疼痛加剧。有关研究发现，坐飞机发生气压性牙痛的人，大部分有轻度的牙髓病变而没有自觉症状。另外，牙根尖炎、深大的龋洞、重症牙本质过敏、阻生牙等疾病，在遇到气压改变时，也都会产生明显的疼痛。龋齿继发牙髓损伤、髓腔内压力降低、残留气体膨胀、压迫血管常是引起牙痛的主要原因。牙本质过敏、牙周炎、冠周炎等也可能引起航空性牙痛。

航空性牙痛多见于军事飞行人员，因为军用飞机飞行高度较高，气压变化大。疼痛特点是以病牙为中心，向耳周围或颌骨处扩散。一般民航客机气压变化慢，旅客如果没有牙齿疾病（如龋齿、牙髓炎）及牙周疾病（如牙周炎、牙周脓肿），乘坐飞机时，是不会发生航空性牙痛的。

航空性牙痛的防治如下：

（1）空勤人员若患有龋齿，应及时去医院牙科就医。

（2）旅客一旦发生航空性牙痛，可以服用一些止痛药。患有深度龋齿、牙周脓肿及急性上颌窦炎的病人，最好等疾病治愈后再乘飞机出行。龋齿经过充填治疗后，牙髓敏感性更高，因此，在补牙后 4 小时内最好不要乘飞机旅行。值得注意的是，原来没有牙痛症状者，如果出现气压性牙痛，最好到医院牙科做仔细检查。

单元五 高血压

高血压病是最常见的心血管疾病之一，它与冠心病、脑血管疾病等密切相关。因此，世界各国均十分重视高血压病的发病机理及临床防治的研究。由于空勤人员工作环境的特殊性，高血压病也是这一人群的常见病和多发病。由于高血压病易引发心、脑、肾和眼底的并发症，尤其是脑卒中，致残和致死率都很高，危害很大。因此，国内外航空医学界对高血压病做了深入的研究。

一、空勤人员高血压的易患因素

高血压病的病因目前尚不十分清楚，一般认为是在一定的遗传背景下，由于多种后天因素的作用使正常血压调节系统功能失常所致。以下因素可能与高血压的病因有关。

1. 遗传

高血压的发病有较明显的家族集聚性，双亲均有高血压的正常血压子女（儿童或少年）血浆去甲肾上腺素、多巴胺的浓度明显较无高血压家族史的对照组高，以后发生高血压的比例也高。国内调查发现，与无高血压家族史者比较，双亲一方有高血压者的高血压患病率高 1.5 倍，双亲均有高血压病者则高 2～3 倍；高血压病患者的亲生子女和收养子女虽然生活环境相同，但前者更易患高血压。动物实验已筛选出遗传性高血压大鼠株（SHR），分子遗传学研究证明了遗传因素的作用。

2. 饮食

（1）盐类。与高血压最密切相关的是 Na^+，人群平均血压水平与食盐摄入量有关，减少每日摄入食盐量可使血压下降。有报告显示，高血压患病率和夜尿钠的含量成正相关，但也有不同的意见，这可能与高血压人群中有盐敏感型和非盐敏感型之别有关。高钠促使高血压可能是通过提高交感张力增加外周血管阻力所致。饮食中 K^+、Ca^{2+} 摄入不足，Na^+/K^+ 比例升高时，易患高血压；高 K^+ 高 Ca^{2+} 饮食，可能降低高血压的发病率，动物实验也有类似的发现。

（2）脂肪酸与氨基酸。降低脂肪摄入总量，增加不饱和脂肪酸的成分，以及降低饱和脂肪酸比例可使人群平均血压下降。动物实验发现，摄入含硫氨基酸的鱼类蛋白质，可预防血压升高。

（3）饮酒。长期饮酒者，高血压的患病率升高，而且与饮酒量成正比。可能与饮酒促使皮质激素、儿茶酚胺水平升高有关。

读书笔记

179

3．职业和环境

流行病学材料提示，从事需高度集中注意力的工作、长期精神紧张、长期受环境噪声及不良视觉刺激者，易患高血压病。

4．其他

吸烟、肥胖者患有高血压的概率高。

二、高血压临床表现

高血压的症状因人而异。早期可能无症状或症状不明显，常见的是头晕、头痛、颈项板紧、疲劳、心悸等。仅仅会在劳累、精神紧张、情绪波动后发生血压升高，并在休息后恢复正常。随着病程延长，血压明显持续升高，逐渐会出现各种症状。此时被称为缓进型高血压病。缓进型高血压病常见的临床症状有头痛、头晕、注意力不集中、记忆力减退、肢体麻木、夜尿增多、心悸、胸闷、乏力等。高血压的症状与血压水平有一定关联，多数症状在紧张或劳累后可加重，清晨活动后血压可迅速升高，出现清晨高血压，心脑血管事件多发生在清晨。

当血压突然升高到一定程度时甚至会出现剧烈头痛、呕吐、心悸、眩晕等症状，严重时会发生神志不清、抽搐，这就属于急进型高血压和高血压危重症，多会在短期内发生严重的心、脑、肾等器官的损害和病变，如中风、心梗、肾衰等。症状与血压升高的水平并无一致的关系。

继发性高血压的临床表现主要是有关原发病的症状和体征，高血压仅是其症状之一。继发性高血压患者的血压升高具有其自身特点，如主动脉缩窄所致的高血压可仅限于上肢；嗜铬细胞瘤引起的血压增高呈阵发性。

三、高血压治疗措施

高血压病的诊断一经确立，即应考虑治疗。高血压病属慢性病，因此，需要长期、耐心而积极地治疗，降低动脉血压至正常或尽可能接近正常，以控制并减少与高血压有关的脑、心、肾和周围血管等靶器官损害。近年来的大量临床对照试验结果表明，通过降压药物或非药物治疗使血压降至正常，可减少高血压患者脑卒中的发生率和死亡率，防止和纠正恶性高血压，降低主动脉夹层分离的病死率。但迄今尚未证实降低血压能显著减少冠心病事件（如急性心肌梗死和心脏性猝死）的发生率，其原因可能是，降压药物治疗开始得太晚，或治疗期不够长，以致未能看到这方面的效果；是否与某些降压药物的不良反应有关，也受到一定的关注。

高血压患者的靶器官损害与血压增高的程度密切相关。因此，目前临床上对中、重度高血压，或已伴有靶器官损害的高血压患者，均主张应立即开始降压药物治疗。

舒张压在 90 ～ 105 mmHg（12.0 ～ 14.0 kPa）的轻度高血压患者，占高血压患者的大多数，其血压常随各种因素而变动。对这类病人，宜先于四周内不同日多次复查血压。一是其中部分患者舒张压可降至 90 mmHg（12.0 kPa）以下，这些患者不需治疗，但应在随后的一年内定期随访血压（每三个月一次）；二是如四周后舒张压仍在 90 ～ 95 mmHg（12.0 ～ 12.7 kPa），则给予非降压药物治疗（见下文），并于三个月内复查血压；如三个月后舒张压依旧，患者也无其他冠心病危险因素存在，则继续加强非药物治疗，定期随访血压；如四周后患者舒张压在 95 ～ 100 mmHg（12.7 ～ 13.3 kPa），并伴有其他冠心病危险因素，或舒张压在 100 mmHg（13.3 kPa）以上，则应开始加用降压药物治疗，并定期随访，根据血压调整剂量。

收缩期高血压和舒张期高血压同样具有危险。近年发表的多项临床试验结果显示，降压治疗后，随着血压的控制，脑卒中、冠心病和死亡率均有降低。因此，收缩期高血压也要积极治疗，但对老年收缩期高血压患者，降压不能过度。

长期高血压可导致左心室肥厚，近年研究发现，左心室肥厚是心脏性死亡的一个独立危险因素。某些降压药物（甲基多巴、钙拮抗剂和血管紧张素转换酶抑制剂）能减少左室肥厚的质块和室壁厚度，从而使左室肥厚得到一定程度的逆转，但目前仍不清楚这一逆转能否降低左室肥厚所致的心血管病死亡率。近年的一些动物实验和人体研究显示，某些降压药（如血管紧张素转换酶抑制剂）能改善高血压伴随的血管结构和功能异常，以及胰岛素抵抗的影响。说明降压药的临床意义仍有待于进一步研究。

1. 一般治疗

（1）劳逸结合，保持足够而良好的睡眠，避免和消除紧张情绪，适当使用安定剂（如地西泮 2.5 毫克，口服）。避免过度的脑力和体力负荷。轻度高血压患者，经常从事一定的体育锻炼（如练气功和打太极拳）有助于血压恢复正常；但对中、重度高血压患者或已有靶器官损害表现的Ⅱ期、Ⅲ期高血压患者，应避免竞技性运动，特别是等长运动。

（2）减少钠盐摄入（每天小于 6 克氯化钠），维持足够的饮食中钾、钙和镁的摄入。

（3）控制体重。肥胖的轻度高血压患者通过减轻体重往往能使血压降至正常，对肥胖的中、重度高血压患者，可同时进行减轻体重和降压药物治疗。

（4）控制动脉硬化的其他危险因素，如吸烟、血脂增高等。

2. 降压药物治疗

近年来，抗高血压药物的研究发展迅速，七类降压药物（利尿剂、p 受体阻滞剂、钙通道紧张素转化酶抑制剂、血管紧张Ⅱ受体拮抗剂、GL受体拮抗剂和其他复方制剂等）的临床应用，从根本上改变了高血压药物治疗的面貌。根据不同患者的特点，单独选用或联合应用各类降压药，可使大多数高血压患者的血压得到控制。

3. 空勤人员的用药问题

高血压病曾是空勤人员停飞的重要原因，大量安全、有效的抗高血压药物的出现，使许多患有高血压病的空勤人员仍能继续从事飞行职业，但并不是所有对高血压病有效的药物都适合空勤人员使用。某些药物对空勤人员行使执照所赋予的权利和飞行安全是没有影响的，《民用航空人员体检合格证管理规则》（CCAR-67FS-R2）规定，空勤人员可以使用的药物包括噻嗪类利尿剂、血管紧张素转换酶抑制剂、钙通道阻滞剂和 13 受体阻滞剂。这里必须强调的是，无论使用何种药物来控制血压，首次使用或更换抗高血压药物时，至少应观察 3～4 周，使血压控制在标准范围内，并且没有明显的药物副作用。

高血压病的注意事项主要如下：

（1）在航空医师指导下使用，不得私自使用或随意更改药物种类和剂量。

（2）高血压病的控制，不能仅仅依靠药物，还要采取控制肥胖、限制食盐的摄入和坚持锻炼等综合措施。

拓展阅读

高血压的诊断标准与危险性分层

由于血压受生物钟节律、情绪、环境、烟、酒等多种因素的影响，高血压病的诊断不能仅仅依靠某一次的测量值做出诊断。《民用航空人员体检合格证管理规则》（CCAR-67FS-R2）中规定，高血压的鉴定应在 7 日之内连续测量 3 日，每日测量两次，然后取 6 次的平均值来进行判断；当收缩压持续超过 155 mmHg 或舒张压持续超过 95 mmHg 时，各级体检合格证都不能取得。

根据世界卫生组织和国际高血压联盟制定的高血压病治疗指南，高血压病患者的危险性分层是根据血压水平、危险因素、靶器官损害及相关的临床疾病来确定的，危险分层不同，发生心脑血管事件的程度及比例也不同。

对于无任何心血管疾病的危险因素、靶器官损害及相关临床疾病的单纯性高血压患者，其危险性分层可以根据血压的变化和控制情况来进行评定，即 1 级为低危，2 级为中危，3 级为高危。但是，对于有心血管病的危险因素、靶器官损害及相关临床疾病的高血压患者，则不能单纯以血压的变化和控制情况来进行评定了。因为冠心病或靶器官的损害等一旦确立，其危险度就已经明确为高危或极高危，逆转的机会极少，此时，即使血压已控制在正常水平，其危险度仍然是高危或极高危。具体判断标准为：一是只有 1～2 个心血管疾病的危险因素者，1～2 级高血压病为中危，3级高血压病为高危；二是大于等于3个心血管疾病的危险因素或靶器官损害或糖尿病患者，1～2级高血压病为高危，3级高血压病为极高危；三是并存相关临床疾病者，各级高血压病均为极高危。

所以，高血压病应及早发现，并在靶器官损害或其相关的临床疾病发生以前及早进行有效的治疗，才能将高血压病的危险程度降到最低。

单元六　冠心病

冠心病是因供应心脏本身的冠状动脉管壁形成粥样斑块造成血管腔狭窄所致的心脏病变。由于冠状动脉狭窄的支数和程度的不同，其临床症状也有所不同。

一、空勤人员冠心病的易患因素

由于空勤人员职业的特殊性，冠心病对于飞行安全的威胁非常大，经确诊必须停飞，停飞率为100%。国内航空医学的一项研究表明，飞行员的冠心病初发年龄为38.2岁，比普通工人、农民提前10～15年，且由于生活水平的改善、飞行年限的延长等原因，空勤人员中具有冠心病危险因素的人群比例在逐年增加。积极开展冠心病的一、二级预防，降低冠心病发病率和死亡率逐渐受到医学界的重视。

近年来，国内外流行病学研究显示，冠心病与病人的生活方式及某些生理因素密切相关，通过改变或控制这些危险因素，能够明显降低冠心病发病率、死亡率与致残率。

空勤人员冠心病的易患因素主要如下。

1. 高血压

血压≥140/90 mmHg 或进行抗高血压病药物治疗者，冠心病发病的概率大大增加。在空勤人员中，高血压发病率也有逐年增高的趋势。对海军1 000余名空勤人员的疾病调查发现，高血压病发病率占2.1%，占内科疾病的6.8%，占因病暂时停飞人员的6.1%，这说明高血压病对空勤人员的身心健康造成了较大影响。

2. 高脂血症

高脂血症也将大大增加冠心病发病的概率。对 2 233 例因冠心病住院治疗的空勤人员进行调查发现，其中高脂血症占5.55%，以40～44岁

读书笔记

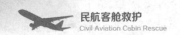

组高脂血症发病率最高，占 21.64%。

3. 吸烟

每日吸烟 10 支以上群体，冠心病发病的概率大大增加。对 762 名空勤人员进行调查发现，现仍吸烟者 392 人，占 51.4%。在吸烟的空勤人员中，30 岁以下的 130 人，占本年龄段被调查人数的 61.0%，吸烟率远远高于平均水平；烟龄 1～33 年不等，平均为 6.3 年；吸烟者每日吸 1～40 支，平均 8.2 支。

4. 糖尿病及糖耐量异常

糖尿病会大大增加冠心病发病的概率。对 191 名健康疗养的空勤人员调查的结果显示，其中年龄 36 岁以上者 138 名，不足 36 岁、身体质量指数（Body Mass Index，BMI）25 以上者 53 名；共检出血糖增高者 6 例，其中合乎糖尿病诊断标准者 1 例，符合糖耐量降低者 5 例。

拓展阅读 ///

糖尿病患者乘飞机的注意事项

糖尿病患者乘坐飞机是有一定风险的，在某些情况下强行乘坐飞机会带来生命危险。有些糖尿病患者容易晕机，这些人最好不要乘坐飞机，因为晕机会带来血糖的大幅波动。因此，糖尿病患者乘坐飞机应注意以下几项：

（1）选择过道位置。在预订座位时，糖尿病患者最好选择靠走道的座位。因为连续飞行数小时会增加血栓的危险，糖尿病患者应该多活动。

（2）糖尿病患者要避免匆忙登机。匆匆忙忙及飞行前的压力，会引起血糖升高、乘坐飞机需要办理值机、行李托运、安检等一系列手续，国内航班一般需要提前 90 分钟到达机场，国际航班一般至少需要 2 小时。为此，糖尿病患者应该留足时间，从容登机。

（3）乘机前测血糖。在乘飞机前测量一下自己的血糖水平，并按要求定时使用降糖药物，使血糖保持在正常的水平，避免出现意外。也可在登机前适当服用抗晕止吐药物，避免晕机。

（4）自备饭菜和小吃。航空公司提供的正餐或小吃有可能不适合糖尿病患者，所以，最好自备合适的食物，放在随身携带的包中，以避免血糖因食物摄入不当而波动过大。因航班有时会延误或晚点，准备点小吃能预防低血糖。

（5）及时补充水分。糖尿病患者在飞机上应该多饮水，最好每小时饮一次矿泉水，避免机体缺水。如果是长途（3 小时以上）飞行，则应该适当进食，以抵挡飞行负荷所构成的能量消耗。

（6）胰岛素要随身携带。糖尿病患者可随身携带足够量的胰岛素制剂，以及带针头的皮下注射器，但可能需要出示医疗证明。通常乘坐飞机会遇到托运行李的情况，对于糖尿病患者来说，如果是注射胰岛素维持血糖，那么胰岛素千万不可放入托运行李中，一定要随身携带。由于飞机的飞行高度往往是高空，因此，托运行李舱内的温度和客舱的温度是有很大差别的，胰岛素通过托运很有可能导致失效。再加上如果遇到长途旅行，飞机餐进食等情况，糖尿病患者往往需要注射胰岛素，这就更需要将胰岛素随身携带。

（7）带电子表提示服药时间。糖尿病患者要佩戴有闹铃的电子表。糖尿病患者如果在飞机上待的时间长，最好登记后在飞机上睡觉或看电影。为了不耽误服药或注射胰岛素，可带一只有闹铃的电子表，把闹铃拨在确定的时间上，让电子表提醒自己，这样即可安心休息，又不延误治疗。

（8）勤活动双腿。糖尿病患者在飞机上每30分钟最好活动一次双脚，具体动作如下：

1）双脚着地，脚趾尽量上翘。

2）一只脚慢慢地抬起，用脚趾在空中画圈，之后换另一只脚，重复动作。

3）脚趾着地，一只脚尽量上抬，换另一只脚，重复动作。

（9）糖尿病患者要正确处理晕机。晕机的糖尿病患者要在登机前30分钟服用苯海拉明片、姜片等。登记后眼睛不要欣赏悬窗外的景色，以免刺激神经，加剧眩晕。如果恶心欲吐，不要强忍，要及时坦然地将呕吐物吐在空乘人员准备的垃圾袋内，并用清水漱口，闭目养神。

读书笔记

5. 超重与肥胖

肥胖是一个重要而又易于评估的冠心病危险因子。临床流行病学研究将超重与肥胖的判定标准分别界定为身体质量指数（BMI）为 $25 \sim 29.8 \ kg/m^2$ 和 $BMI > 30 \ kg/m^2$。冠心病预防的目标是将身体质量指数控制在正常范围以内。

6. 饮酒与饮食

根据对 120 例健康疗养的男性空勤人员的问卷调查显示，在队膳食均为空勤普食；41 岁以上团职空勤人员占 89.20%；经常饮酒者占 68.3%，其中 60% 饮酒过量；体育锻炼减少者占 85.0%；能有意识地控制饮食者占 15.8%，未控制或偶尔控制饮食者占 84.2%。

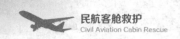

二、冠心病的临床表现

世界卫生组织将冠心病分为隐匿性冠心病、心绞痛、心肌梗死、缺血性心脏病和猝死 5 大临床类型。最常见的是心绞痛和心肌梗死。典型症状前文已做过介绍，此处不再赘述。

三、冠心病预防与治疗

1. 冠心病的预防

（1）养成健康饮食习惯。所谓健康饮食，是指符合个体对能量和营养成分需求的结构合理的膳食。空勤饮食同样要做到合理的调整。对于患有高血压、高血脂的空勤人员，盐以每日 6 克为目标。多吃蔬菜和水果，尤其是绿色的蔬菜和红黄色的水果，每日 400 ~ 500 克。改变动物性食物的结构，多食鱼、禽类及适量的瘦猪肉、牛羊肉，每天不超过 100 克，鸡蛋每天不超过 1 个，鲜奶 250 mL，增加豆类、豆制品及杂粮的摄入。避免食用过多的糖类和其他含胆固醇、饱和脂肪酸过多的食物。世界卫生组织最近一份报告中指出，每天少吃一些就能够使高血压症减轻，就能预防冠心病。

（2）保持适度体力运动。空勤人员疗养期间的体育锻炼是有计划、有目标的，通过锻炼可以保持充沛的体力，降低血脂、改善血糖。但有一部分空勤人员认为，疗养就是要吃好、玩好、休息好，以致整天打牌、看电视、玩游戏或大吃大喝，生物钟颠倒，使疗养成为对身体的摧毁。医务人员的健康教育、督促和管理对于疗养的效果具有重要的意义。每日进行一定量的体育锻炼，30 ~ 50 分钟，如快步走、骑自行车、慢跑、登山、球类等健身运动，也可增加日常生活中的体力运动，如步行游览等。

（3）绝对戒烟。吸烟会使冠状动脉痉挛，使血浆凝血素、纤维蛋白原增高，形成血栓，增加冠状动脉堵塞的危险。吸烟会使冠心病的相对危险性增加两倍。因此，要绝对戒烟。

（4）定期测量血压和血压控制。空勤人员的血压如果高于 160/100 mmHg 或经 3 个月的生活方式调节（如控制体重、增加体力活动、适度饮酒和限盐）后，仍高于 140/90 mmHg，就应开始药物治疗。确定目标血压为 140/90 mmHg，如果伴有冠心病的其他危险因素，血压的控制目标为 130/80 mmHg。

（5）定期检测血脂、血糖。高血脂的主要指标是血清总胆固醇、低密度脂蛋白胆固醇（LDL-c）及甘油三酯。血清总胆固醇控制在 200 毫克 / 分升（5.2 毫摩尔 / 升）以下，超过此值开始饮食治疗；超过 220 毫克 / 分升（5.72 毫摩尔 / 升），开始药物治疗。

血糖的控制对于冠心病的进展具有重大的影响。血糖异常常伴有一系列脂质代谢异常，使冠心病的危险大大增加，一经发现应及时治疗。在早期可以通过饮食、锻炼控制；如果控制不好，则需要进行药物控制。

（6）心理干预。对因社会、家庭、工作原因产生的压力和心理紧张进行自我调节、自我放松，做到心理平衡。疗养院应具备心理咨询人员，主动对空勤人员进行心理教育，帮助他们疏导负面情绪，指导他们保持良好的心理状态。

2. 冠心病的治疗

可选用钙通道阻滞剂、硝酸酯类药物、血管紧张素转换酶抑制剂对冠心病进行治疗。心率较快者，可选用 B 受体阻滞剂，以缓释剂为好。可加用肠溶阿司匹林 100～325 毫克／天。注意对冠心病危险因素的治疗，如降压治疗、调脂治疗、糖尿病治疗、戒烟、禁酒等，还可以选用极化液和硝酸酯类药物静滴。合并心衰及心律失常时，需加用纠正心衰及抗心律失常的治疗，必要时可进行冠心病的介入治疗（PTCA ＋支架术），严重者可考虑进行外科搭桥手术。

单元七 高原病

高原病又称高山病，通常是指人体进入高原或由高原进入更高海拔地区的当时或数天内发生的因高原低氧环境引起的疾病，可分为急性高原病和慢性高原病。

职场小贴士

医学上把海拔 3 000 米以上的地区称为高原地区。

读书笔记

一、高原病的临床表现

1. 急性高原反应

人体进入高原短时间内发生的一系列缺氧表现称为急性高原反应。急性高原病（急性高原反应）依其严重程度可分为急性轻型（或良性）高原病和急性重型（或恶性）高原病。

（1）急性轻型高原病。急性轻型高原病多属机体对低氧环境的生理适应反应。发病高峰期是在进入高原后 24～48 小时，多表现为头痛、头昏、心悸、气短、乏力、恶心、呕吐等，通常 1～2 周自愈。

（2）急性重型高原病。急性重型高原病包括高原肺水肿和高原昏迷。高原肺水肿是急性高原病中恶性、严重的类型。其特点是发病急，病情进展迅速，多发于夜间睡眠时，若患者得不到及时的诊断和治疗可危及生命。其表现主要有烦躁或嗜睡、咳嗽、咯粉红色泡沫痰、呼吸困难、两肺听诊闻及干湿啰音，感染时体温升高，心率快，胸透可见肺中、下部絮状或点片状模糊阴影。需要注意的是，在高原地区应尽量避免感冒。高原感冒时发烧温度有假象，测体温的温度常会低于实际温度 1 ℃，易被忽视。呼吸道感染即使很轻微，也可增加发生高原肺水肿的危险。因此，要加强保暖，预防感冒。发现感冒初期症状，立即服用抗感冒药。若两天以后再服用抗感冒药，一般已无效。高原昏迷，又称高原脑水肿——急性高原病的危重类型。其特点是严重脑功能障碍和意识丧失，发病急，有时昏迷较久则会留有后遗症，甚至死亡。休息时仅表现轻度症状，如心慌、气短、胸闷、胸痛等，但活动后症状特别显著。

2. 慢性高原反应

人体进入高原 3 个月后，仍有部分或全部高原反应，可视为慢性高原反应。只有极少数人会发生慢性高原反应，这与生理过程的某种障碍有关，他们会在到达高原后一段时间甚至一两年后才发病。慢性高原病可分为心脏病型、高血压型、红细胞增多型和慢性混合型。其中以较纯粹的形式出现的只有一小部分病人，大多数病人兼有别的病理变化。慢性高原病（慢性高原反应）可分为精神神经型慢性高原病、胃肠型慢性高原病和肾病型慢性高原病三种。

（1）精神神经型慢性高原病。精神神经慢性高原病的患者主要表现为头痛、头昏、失眠、多梦、记忆力减退、短暂性昏厥、月经不调、阳痿、性欲减退等。有的患者还会出现精神及行动上的异常。

（2）胃肠型慢性高原病。胃肠型慢性高原病的患者主要表现为食欲减退、腹胀、慢性腹泻等。腹泻每天 2～3 次，多为不成形软便，便前会有腹痛，便后腹痛消失。

（3）肾病型慢性高原病。肾病型慢性高原病的患者主要表现为浮肿、蛋白尿、血尿等。蛋白尿和血尿会同时或单独出现。血尿轻者仅在显微镜下可见，重者肉眼即可看到血尿。因血尿刺激会有轻微尿频和排尿不适感。肾病型慢性高原反应患者中以妇女更为多见。

二、高原病的处置

急性高原病一般无需特殊治疗，只需要对劳动和休息做妥善的安排即可。随着对高原环境的适应，患者症状会显著减轻。患者头痛时可口服去痛片，吸氧能迅速地消除或减轻患者的一般症状，但停止吸氧后，症状将再次出现。空勤人员可提前服用维生素 E 预防高原反应，提高对缺氧的耐力。

（1）休息及保暖。患者应减少活动，采用绝对半卧位休息，两腿下垂，可使用毛毯、衣物等方便措施保暖。

（2）立即充分吸氧。给予急性高原病患者吸氧可以缓解其恐惧高原的心理，使他的情绪尽快地稳定下来。吸氧可以改善及减轻患者的呼吸暂停症，并可防止病情的进一步发展。患者吸氧时宜采用持续性、低流量给氧，氧气流量以每分钟 1 ～ 2 升比较合适。间断性的给氧方式是禁止的，因为间断性吸氧会使机体延迟对高原环境的适应时间。

（3）对于低血糖的患者，在无法判明是否患有肺水肿的情况下，禁食液体物质，可适当提供巧克力或糖进行缓解。

（4）做好病情相关信息的记录，并提供给专业医疗人员以做参考。如情况持续恶化，按紧急医学事件处置。

（5）及时向患者询问病情内容。

单元八　女性空勤人员常见医学问题

随着航空事业的快速发展和医学科学的进步，越来越多的女性进入航空领域。1994 年，中国民用航空总局航卫处做出明确规定，女乘务员每两年进行一次妇科及乳腺年度体检鉴定，使女乘务员的航空卫生保健工作得到落实。此后，随着《中国民用航空人员医学标准和体检合格证管理规定》的发布及各航空公司相关要求的陆续出台，女乘务员的航空卫生保健工作日渐完善。

根据 1999 年我国民航女乘务员年度体检结果统计，女乘务员月经异常（周期异常、经量异常、痛经）、宫颈炎、子宫肌瘤、内膜异位、阴道炎（霉菌性、滴虫性）、乳腺肿痛、乳腺增生的发病率明显高于其他工种的女性职工。这种状况可能与乘务员劳动条件较特殊（如跨地区、季节混乱、时差不规则、倒班作业、飞机噪声、振动、空中辐射）等综合因素导致内分泌紊乱有直接关系。女乘务员的妊娠并发症（妊娠呕吐、先兆流产、妊高征、妊娠贫血等）、妊娠经过及妊娠结果与女性地勤人员无显著差异，而且新生儿出生体重高于女性地勤人员，妊娠合并高血压的发病率低于女性地勤人员。

读书笔记

一、痛经

痛经是有月经的女性最常见的问题，可引起 30％～ 50％的缺勤率。痛经可分为原发性和继发性两种。原发性多见于女青年初潮开始即出现疼痛，多因精神紧张，或子宫发育不良，子宫颈口紧小，或子宫位置过度屈曲，使经血流出不畅。有的子宫内膜成整片脱落，引起子宫强烈收缩而产

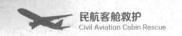

生痛经，直到内膜完全排出后疼痛即止，称为膜样痛经。继发性痛经多由生殖器的器质性病变引发，如子宫内膜异位症、卵巢囊肿、先天畸形和盆腔炎等。

1. 症状

月经前后或经期出现下腹部疼痛，有时放射到后腰部，或伴有恶心、呕吐、腹泻、头痛、疲劳。严重者可出现神经质、眩晕，甚至晕厥。

2. 处理

对痛经的处理主要包括以下方法：

（1）查血常规、尿常规；B超探查子宫及双侧附件；胸透；肝、肾功能检查；理疗。

（2）中成药治疗。

1）七制香附丸：9 g/次，2 次/日，口服，用于治疗气滞或血瘀型痛经。

2）益母膏：10 mL/次，3 次/日，口服，用于治疗气滞血瘀型痛经。

3）艾附暖宫丸：9 g/次，2 次/日，口服，用于治疗寒湿凝滞型痛经。

4）八珍益母丸或十全大补丸：10 g/次，2 次/日，口服，用于治疗气血虚弱型痛经。

5）延胡止痛片：5 片/次，3 次/日，口服，用于各类型痛经。

（3）针灸治疗。

1）体针：关元、中极、子宫、三阴交等穴位。虚症用补法或针后加艾灸，实症用泻法，1 次/日。

2）耳针：内分泌、交感、子宫等穴位，中强刺激，留针 15 ～ 20 分钟。

（4）外治疗法。

1）化瘀止痛膏（医院配方）：月经前 3 天敷于脐部，月经来潮敷于关元穴，胶布固定。月经干净后取下，疼痛严重者用热水袋加温。连敷 1 ～ 3 个月经周期。

2）三味痛经膏（医院配方）：月经前 3 ～ 5 天，选关元、中髎两穴，每穴取 15 克粉末，用白酒调成糊状，摊在纱布块上，贴敷于穴位，外用胶布固定。月经来潮后 2 ～ 3 天无腹痛去掉膏药。

（5）西药治疗。

1）解痉剂：阿托品 0.5 mg，皮下注射，1 次/日。

2）阿托品片：0.3 ～ 0.5 mg/次，3 次/日，口服。

3）镇静剂：安定 2.5 ～ 5 mg/次，3 次/日，口服。鲁米那 0.03 g/次，1 次/日～ 3 次/日，口服。

4）前列腺素合成酶抑制剂：氟灭酸 200 mg，3 次/日，口服。

甲灭酸 500 mg/次，3 次/日，口服。

消炎痛 25 mg/次，3 次/日，口服。

复方阿司匹林片 1 片/次，3 次/日，口服。

5）性激素：己烯雌酚 0.25 ～ 0.5 mg/次，1 次/日，于月经第 5 天开始连服 22 天，连续用 3 个周期。黄体酮 20 mg/ 次，1 次 / 日，肌肉注射，月经前 1 周开始连用 5 ～ 7 天。安宫黄体酮 4 ～ 8 m/ 次，1 次 / 日，口服。妇康片 2.5 ～ 5 mg/ 次，1 次 / 日，可在月经前 1 周服用，也可在月经周期第 5 天周期性服用。

6）雌孕激素序贯法：用于青春期及育龄妇女。于撤药性出血第 6 天起，每晚服己烯雌酚 1 mg，连服 20 天，自服药第 16 天起，每日加用黄体酮 10 mg 肌肉注射。3 周期为 1 疗程。

（6）病因治疗。针对原发病灶适当用手术治疗，如扩张宫口、纠正子宫位置等。

虽然妇女痛经的航空医学处置必须因人而异，但是绝大多数患者被认为是能够参加飞行的。

二、子宫内膜异位症

子宫内膜在子宫腔以外的部位（盆腔或较远的组织，如结肠、肺、肾）生长发育并引起疼痛不适，称为子宫内膜异位症。

近年来，子宫内膜异位症的发病率有增长的趋势，多发生于 20 ～ 50 岁的女性，症状出现在 30 ～ 40 岁者较多。

1. 症状

子宫内膜异位的症状主要包括以下几个方面：

（1）痛经。痛经可分为继发性痛经和进行性痛经，多表现为下腹及腰骶部疼痛，并向阴道、会阴、肛门或大腿的内侧放射。

（2）性交痛。性交痛多位于阴道深部，重者常常排斥性交。

（3）不孕。约半数以上患者有原发或继发不孕。

（4）急性腹痛。卵巢子宫内膜异位囊肿（卵巢巧克力囊肿）中的异位内膜周期性脱落出血，体积骤增可引起腹痛。由于囊肿四周的粘连，当囊内压力增高时，可自薄弱处破裂，巧克力样物质溢入盆腔，引起剧烈腹痛，多发生在月经期及其前后，一般不引起休克。

（5）月经失调。月经失调表现不一，但以经量增多及经期延长为主。

（6）其他。其他症状还包括病变累及鼻黏膜时出现周期性鼻衄；累及肺实质或胸膜时出现周期性咯血、胸痛、血胸或气胸；侵犯肠道可致便秘、便血、便痛、大便干燥，甚至部分肠梗阻；侵犯泌尿系统则会出现血尿、尿频、尿急、尿痛或反复泌尿系感染、腰背痛。

读书笔记

职场小贴士 ///

　　子宫内膜异位症的病因尚不清楚，认为主要是经血倒流、上皮化生、血行和淋巴转移等，其中以经血倒流最受重视。另外，免疫因素、遗传因素等也可能导致子宫内膜异位症发病。

　　子宫内膜异位症病因多为人工流产创伤及中期妊娠剖宫取胎，或经血排血不畅，多次人工流产，或人工流产后立即放置宫内节育器，以及宫内节育器避孕后月经过多与其他妇产科手术后。

2. 治疗

子宫内膜异位症的治疗主要包括以下方法。

（1）中成药治疗。

1）复方丹参片：3 片 / 次，3 次 / 日，口服。

2）三七皂贰片：4 片 / 次，3 次 / 日，口服。

3）妇科千金片：4 片 / 次，3 次 / 日，口服。

4）九制香附丸：9 g/ 次，2 次 / 日，口服。

（2）中药外治。

1）灌肠汤：药浓煎至 100 mL，保留灌肠，1 次 / 日，连用 7 天。

2）阴道上药：月经净后 3 天上于后穹隆，然后用带线棉球塞住，24 小时后取出棉球，7 天为 1 疗程。

3）外贴麝香痛经膏：贴三阴交穴，经前或行经时，止痛效果好。

4）外敷：麝香粉加香桂活血膏，适用于包块近腹壁者。

（3）针灸治疗。

1）体针：取穴关元、中极、合谷、三阴交、温针等穴，1 次 / 日，连续 3 次，每次留针 20 分钟，月经前开始或行经期治疗。

2）耳针：取穴（肝脏）穴位，用磁粒或王不留行敷贴穴位，每日多次按压刺激。

（4）西药治疗。

1）止痛：消炎痛 25 mg/ 次，3 次 / 日，口服，连续 3～5 天。

阿司匹林 0.3 g～0.6 g/ 次，3 次 / 日，口服，连续 3～5 天。

2）性激素治疗：目的是抑制排卵，主要适用于轻症及不愿手术的患者。

①孕激素周期疗法：适用于痛经较明显而病变轻微的无生育要求及未婚妇女。

炔诺酮（妇康片）或异炔诺酮 2.5 mg/ 次，2 次 / 日，口服。月经第 6～25 天服用，连续 3～6 周期。甲地孕酮（妇宁片）4 mg/ 次，2 次 / 日，口服。

②假孕疗法：异炔诺酮或炔诺酮第 1 周 2.5 mg/ 次，1 次 / 日，口服，

以后逐周递增，日剂量 2.5 mg，第 4 周后 10 mg/ 日，连续服用 6～9 个月。甲孕酮 50 m/ 次，1 次/日，肌肉注射，共 4 个月；或 20 mg，1 次/周，肌肉注射，共 4 次，再改为 1 次/月，共 11 次。

③雄激素疗法：甲基睾丸素，5 mg/ 次，2 次/日，口服或舌下含服，共 3～6 个月。丙酸睾丸酮 25 mg，2 次/日，肌肉注射共 3～6 个月。

④假绝经疗法：是目前较理想的非手术疗法，丹那唑 20 mg/ 次，2～4 次/日，口服。自月经周期的第 5 天开始，停经后逐渐减量，至 20 mg/ 日，1 次/日，口服，长期服用共 6 个月，减量至不出现阴道流血为止。

（5）手术治疗。

1）保守手术：适用于年龄较轻、要求生育者。

手术名称：一般包括单侧卵巢切除术、巧克力囊肿剥出术、输卵管周围粘连分离术、盆腔内局部病灶电灼或切除术、输卵管悬吊术、骶前神经切断术等。

2）半根治手术：适用于 35 岁以下无生育要求或无法保留生育功能的患者。

手术名称：全子宫切除、单侧卵巢部分或全部切除、一侧部分加对侧全部卵巢切除。

3）根治手术：适用于已近绝经期；双侧卵巢病变严重而无法保留者；保守性手术无效或疗效不佳者；生殖系统以外多发病变，严重影响相应器官的功能，且根治手术相对安全有效者。

手术名称：子宫全切术加双侧附件切除术及盆腔内局部病灶清除术。

术后处理：对于年龄较轻或年龄虽大但担心术后生活质量者，可给予小剂量雌激素替代疗法。如尼尔雌醇每次 2～5 mg，每日 1 次，于固定日期服用。

小　结

航空性疾病是飞行环境中大气压力变化引起的一种物理性损伤，包括高空缺氧症、高空减压病、高空胃肠胀气、航空性中耳炎、航空性副鼻窦炎及航空性牙痛等。对于航空性疾病的患者来说，可能出现其中一种或多种临床表现。对于空勤人员来说，应了解常见的航空性疾病的临床表现、发病机理及防治措施。

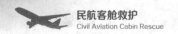

课后实训

    1．实训项目

空勤人员航空性副鼻窦炎处置。

    2．实训内容

学生根据本项目的学习，模仿空勤人员，完成航空性副鼻窦炎的处置工作。

    3．实训分析

每位学生为其他同学打分，并分析自己为同学打分的依据。

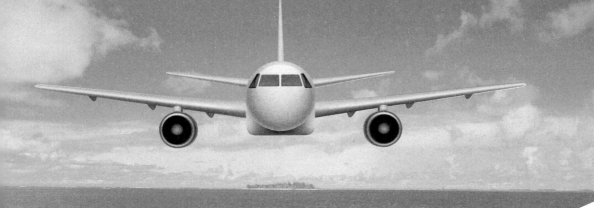

客舱空勤人员
卫生保健
（PPT）

模块八

客舱空勤人员卫生保健

1. 了解空勤人员的卫生保障制度；
2. 熟悉空中飞行对空勤人员生理代谢及消化系统的影响；
3. 掌握空勤人员膳食及心理健康要求。

能够掌握空勤人员在营养膳食及心理健康方面的特殊要求，并在工作中保证空勤人员的身体健康。

1. 会查阅相关资料，并对资料进行分类整理；
2. 具备学习能力，能够制订学习计划，并按计划实施理论知识的学习；
3. 具备细心细致、爱岗敬业的职业精神。

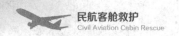

　　春秋航空公司对飞行中空勤人员的饮食做出了如下规定：

　　（1）机组成员在执行飞行任务期间两餐间隔不得超过 4 小时，防止空腹飞行。

　　（2）为履行机长和副驾驶职责的飞行机组必需成员配备不同的机组餐食，如配同种餐食，要求机长、副驾驶进餐时应当至少间隔 1 小时。

　　（3）履行机长和副驾驶职责的飞行机组必需成员在飞行前用餐也要按上述规定执行。

　　（4）机组成员在履行职责时，不应携带和食用自行加工制作的食物和饮料。

　　（5）有特殊饮食要求的机组成员（因民族、宗教等原因），应在飞行前准备时，与飞行计划处联系，并应被列入特供餐食表内。

　　（6）公司对机组餐食禁止配备含酒精类食品。

　　那么，春秋航空公司为什么专门对飞行中的饮食做出规定呢？那是因为合理营养能增强空勤人员的体质，防治疾病，提高执行飞行任务的耐力，保障飞行安全。

单元一 空勤人员卫生保障

一、飞行的一般卫生保障

在组织实施各种飞行卫生保障过程中，有关部门和人员应当做好飞行的一般卫生保障工作。

（1）在飞行的一般卫生保障工作中，航空医师应注意以下几项：

1）根据各种飞行任务和飞行环境特点，对空勤人员进行航空卫生知识教育，使其了解飞行中各种不良因素对人体的影响，掌握预防方法，提高适应能力。

2）当空勤人员患可能危及飞行安全的疾病时，应暂时停止其体检合格证的有效性。经医疗处置后，对身体复原者恢复其体检合格证的有效性；如其身体状况与原体检鉴定结论不符，应送体检鉴定机构重新体检鉴定。

3）根据飞行人员的个体生理、心理特点，向有关部门提出合理搭配机组的建议。

4）对参加飞行的空勤人员进行出勤前体检。对符合放飞条件者签发"空勤人员出勤健康证明书"，其存根由航医室（科）保存。对因身心原因不能按计划飞行的空勤人员应报告有关领导及时更换。

5）了解空勤人员在飞行中的身体状况，对他们在飞行中遇到的各种涉及身心健康的因素和问题，认真分析原因，并采取行之有效的措施。

6）对机组人员的空中餐食进行卫生监督。

（2）航卫人员应根据空勤人员体检鉴定结论，对需要飞行观察者有计划地随其登机进行飞行中的健康观察（以下称随机观察）。观察情况详细记录在《民航空勤人员体检记录本》（以下简称体检本）上。航卫人员随机观察期间，享受空勤同等生活待遇。

（3）空勤人员参加飞行活动时应注意以下几项：

1）随身携带民航局签发的有效体检合格证。

2）主动配合航空医师进行出勤前体检，如实反映身体状况。

3）在饮用含酒精饮料 8 小时之内，或正处于酒精及其他对飞行有不利影响的药物作用下不能参加飞行。

4）按《中国民用航空飞行规则》的有关规定检查供氧设备和使用氧气。

5）在执行飞行任务期间，两餐间隔时间不得超过 4 小时，防止空腹或饱腹飞行。

6）飞行前要有充足的睡眠和休息。

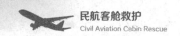

（4）机长应了解本机组人员的健康状况，发现有人身体情况不适宜飞行时，应向航空医师和值班领导报告，及时做出妥善处置。

（5）飞行签派机构应对出勤机组人员的《空勤人员出勤健康证明书》进行查验，认定有效后方可放飞。

（6）生产计划部门应科学地制订飞行计划，合理安排航班，严格遵守民航局关于飞行人员年度、月份和昼夜飞行时间限制及通用航空各种飞行时间限制的规定。

二、运输飞行的卫生保障

（1）在组织实施运输飞行时，航空公司应做好以下工作：

1）有计划地组织航空医师体验航线飞行，参加新开机场、新辟航线的试航飞行，了解该航线飞行特点和起降机场的卫生保障状况，发现问题，及时提出改进意见。

2）为正、副驾驶员配备不同餐食；如配同种餐食，要求正、副驾驶员间隔一小时进餐，以防同时发生食物中毒而危及飞行安全。

3）对驻国外空勤人员集中的地方，应根据所在地的地理环境、气候特点、饮食卫生及疫情等情况，制订落实航空卫生保障工作的具体措施，必要时可派航空医师巡回检查。

4）按民航局有关标准及时补充或更换班机上的常备药品和医疗急救器材。

（2）机场应为过往机组提供专门的饮食、休息场所。候机室应设有医务室，候机室值班医师应对过往机组进行健康询问，发现问题及时处理和报告。

（3）空勤人员驻国外期间，为消除时差影响，应根据自身反应和适应规律，安排好休息。机长应管理好机组人员的饮食、作息和体育锻炼。

（4）乘机旅客应无危及自身及他人安全与健康的疾病。重伤、病患者如需乘坐民用航空器，应持县以上医疗单位出具的可乘机证明，经航空公司同意方可购票乘机，隐瞒病情者后果自负。旅客在候机期间发病，候机室值班医师应对其进行及时诊治；旅客在空中发病，乘务员应立即报告机长，并提供可能的医疗服务。

三、通用航空飞行的卫生保障

（1）在组织实施通用航空飞行时，航空公司和使用单位对作业基地的卫生保障，应共同做好以下工作：

1）通用航空作业基地平面布局、饮食、住宿条件应当符合民航局有关规定。

2）根据作业基地条件，制订与其相适应的航空器事故人员救护预案，并与当地政府或援救组织建立联系。

3）组织实施喷撒（洒）化学制剂的飞行任务时，要建立安全防护制度，配备防护用品。要求机组和地面工作人员按规定穿戴防护用品，遵守安全操作规程；随时清除散落的化学制剂；按规定做好化学制剂的运输和存放。对作业区范围内居民进行安全防护宣传，在药剂喷撒（洒）地区设置明显标志，禁止人畜通行。

4）使用单位应选配有经验的医师负责作业基地的卫生防疫和人员保健工作。

（2）在组织实施通用航空飞行时，航空医师应注意以下几项：

1）对计划参加通用航空飞行的空勤人员有针对性地进行职业体检，患有禁忌症者不得放飞。

2）对需接触化学制剂的机组人员，讲解该制剂的中毒途径、症状及解救方法；对接触有机磷农药的机组人员，在执行任务前后，应进行血胆碱酯酶活性测定。

3）根据情况，深入到任务重、空勤人员多、条件艰苦的作业基地进行卫生保障工作。

（3）任何单位或个人不得使用国家禁止使用的化学制剂，如果违反此类规定，机组人员有权拒绝执行该喷撒（洒）任务。

（4）喷撒（洒）化学制剂的飞行任务结束后，机务人员应对飞机和喷撒（洒）设备进行彻底清洗。

四、复杂条件下飞行的卫生保障

（1）复杂气象条件下飞行时，卫生保障的重点是预防飞行错觉和晕机的发生。航空医师应注意观察仪表飞行技术不巩固和平衡机能稳定性较差的空勤人员；对飞行中发生错觉或晕机者，要查明原因，采取相应措施。

（2）夜间飞行时，航空医师应了解空勤人员的视力情况。夜间视力不良者，不得参加夜间飞行。

（3）海上飞行时，航空公司和通用航空使用单位应制订海上援救预案，与当地政府或海上搜寻援救组织取得联系，组织海上救护演练。航空医师应对空勤人员的游泳训练和救生设备使用训练进行卫生监督。

（4）高原地区飞行时，各有关部门或人员应做好下列工作：

1）航空医师应对参加高原地区飞行的空勤人员进行体检，必要时，进行低压舱检查，提出能否参加高原地区飞行的意见。

2）随队航空医师或高原机场医务人员应对进驻高原机场初期的空勤人员经常进行健康询问，必要时进行体检，重点检查心血管、呼吸系统机

读书笔记

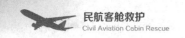

能和血象，并记录身体反应情况。

对患高原适应不全症的空勤人员，及时采取有效的救治措施。

指导空勤人员循序渐进地开展体育锻炼。

3）航空公司应合理安排参加高原地区飞行的空勤人员的作息时间，适当控制飞行强度。

4）高原地区机场卫生所及外场救护车应配备足够的供氧设备和氧气。

5）空勤人员的饮食应选择易消化、产气少、维生素含量多的食物。

6）空勤人员应掌握高原生理卫生知识，遵守高原地区飞行的有关卫生制度，坚持适量的体育锻炼，尽快适应高原环境。

（5）炎热气候条件下飞行时，有关部门或人员应注意以下几项：

1）航空公司和机场应对空勤人员工作、休息场所采取综合性的防暑降温措施，配备充足的饮用水。

2）航空医师要做好防暑降温的卫生监督，加强健康观察及卫生防疫工作，防止发生中暑、食物中毒和肠道传染病。

3）空勤人员要注意防蚊、防毒虫伤害，必要时按医嘱服用抗疟药。

（6）严寒气候条件下飞行时，有关部门或人员应做到以下几项：

1）航空公司和机场应对空勤人员工作、休息场所采取良好的防寒保暖措施。

2）航空医师要做好空勤人员冬季体育锻炼和室外作业的卫生监督，防止冻伤。

3）空勤人员要积极开展体育锻炼，提高耐寒能力。在雪地活动或飞行时应戴滤光镜，防止发生雪盲。

五、空勤人员的日常卫生保障

空勤人员的日常卫生保障工作包括营养卫生、体育锻炼、起居作息和自我保健等内容。

（1）空勤人员的营养应满足飞行劳动特点及航空环境因素对人体影响的特殊需要，要求膳食营养成分合理，烹调方法科学，讲究卫生，兼顾口味。

（2）在空勤人员的营养卫生保障工作中，航空医师或营养技士（师）应做到以下几项：

1）对空勤人员及家属、空勤食堂炊管人员进行营养卫生教育。开展营养卫生咨询。

2）监督空勤食堂严格执行《食品卫生法》。

3）定期对空勤人员的营养状况进行调查分析，提出改进膳食的意见。

4）对患有肥胖、高脂血症、胃肠疾病等病症的空勤人员开展膳食治疗工作。

（3）为空勤人员提供饮食的食堂、餐厅和航空食品公司应当严格执行《食品卫生法》，落实厨房、食堂卫生制度。

（4）空勤人员在家就餐时，应注意营养卫生，选择新鲜、卫生的食品，营养调配合理，应不偏食、不酗酒。需要膳食治疗的应在航空医师指导下进行。

（5）对空勤人员的体育锻炼，有关部门或人员应做到以下几项：

1）航空医师应对空勤人员进行体育生理卫生教育，并根据空勤人员体质、年龄和飞行任务特点提出选择锻炼项目的建议。指导平衡机能不良、飞行耐力差和肥胖的空勤人员进行医疗性体育锻炼，防治运动外伤。

2）空勤人员应当结合任务特点和个人具体情况，坚持经常性体育锻炼。

3）航空公司、飞行学院、疗养院应不断完善体育锻炼设施，并保证锻炼后有温水洗澡。

（6）航空医师应了解空勤人员的起居作息情况，根据不同季节、地区和飞行任务等特点提出合理安排作息时间的意见。

（7）空勤人员应接受航空医师的卫生指导，遵守自我保健制度。身体有不适的感觉时，应及时、主动向航空医师报告，不得隐瞒病情、病史。

单元二　空勤人员膳食营养保障

读书笔记

一、空勤人员的合理膳食

（1）空勤人员膳食结构中糖、脂肪、蛋白质的比例。飞行活动对消化腺的分泌和胃肠道蠕动有抑制作用，高脂食物和高蛋白食物不如糖类食物容易消化；由于飞行时胆汁分泌的减少，脂肪的消化也会受到影响，所以，高脂肪类膳食对飞行也是不利的；同时，飞行膳食中蛋白质的含量也不宜过高。具体比例：糖占总热量的 $60\% \sim 65\%$，脂肪占 $20\% \sim 25\%$，蛋白质占 $12\% \sim 24\%$。

（2）空勤人员膳食结构中维生素的问题。很多维生素是细胞内呼吸酶的重要辅酶，对物质和能量代谢起着重要的作用。飞行负荷可引起体内维生素代谢的改变，酶的活性也将随之受到影响。另外，飞行负荷可引起蛋白质代谢的增加，蛋白质分解产物中某些胺类物质能使前庭功能发生紊乱，而维生素有调节这些胺类物质代谢的作用。因此，补充一定量的维生素可提高缺氧时细胞内酶的活力，增加细胞呼吸功能和对氧的利用率，从而使空勤人员的飞行耐力得到提高。补充维生素的具体增加量与飞行中缺氧、加速度、振动、噪声，以及精神紧张时固醇类激素代谢的改变有关。

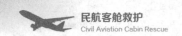

其中，血中胆固醇的水平与各种维生素的水平呈负相关，即飞行中血胆固醇增高，维生素在血液中的浓度及在尿中的排出量均下降，其中尤以维生素 B1、维生素 B2 和维生素 C 最为明显。

（3）空勤人员合理膳食的基本要求。

1）营养平衡。营养平衡包括以下三个方面：

①人体对营养的最基本要求是供给热量和能量，使其能维持体温，满足生理活动和从事劳动的需要。

②构成身体组织，供给生长、发育及组织自我更新需要的热量的能量。

③保护器官功能，调节代谢反应，使身体各部分功能保持正常。

2）膳食平衡。膳食平衡需要同时在几个方面建立起膳食营养供给与机体生理需要之间的平衡：热量营养素构成平衡—氨基酸平衡—各种营养素摄入量之间平衡及酸碱平衡—动物性食物和植物性食物平衡。

（4）空勤人员每日膳食的配置原则。空勤人员每日膳食的配置原则如下：

1）高糖、低脂、适量蛋白质、丰富维生素的原则。

2）飞行时的食物应少而精，避免体积过大。

3）选择一些能刺激胃液分泌的食物，如肉汤、带酸味的食品等。

（5）空勤人员每日膳食的供给标准。为保证空勤人员身体健康，提高飞行作业能力，延长飞行年限，保证飞行安全。1995 年，中国民用航空总局制定了《民用航空空勤人员每日膳食中营养素供给标准》（MH/T 7006—1995）（以下简称《标准》）。

1）主要内容与适用范围。《标准》规定了空勤人员每日膳食中热能、蛋白质、脂肪、维生素、无机盐与微量元素的供给量，并对膳食质量提出了相应的要求。标准适用于从事民用航空飞行作业的空勤人员。

2）营养与膳食要求。空勤人员的每日膳食中营养素的供给标准见表 8-1，空勤人员的膳食结构见表 8-2。膳食质量要求如下：

①膳食中动物性蛋白质和大豆类蛋白质应占摄入蛋白质总量的 40%～60%。

②膳食脂肪中，饱和脂肪酸与单不饱和脂肪酸、多不饱和脂肪酸的比例应为 1：1：1。

③每目膳食中胆固醇摄入量应控制在 700 mg 以下。

④膳食中食糖能量不应超过总能量的 10%。

⑤膳食中视黄醇至少应有 1/3 来自动物性食物。

表 8-1　空勤人员每日膳食中营养素的供给标准值

项目	单位	标准值
能量	兆焦耳（MJ）	13.1（12.0～14.2）

续表

项目	单位	标准值
蛋白质	克（g）	120
脂肪*	百分比（%）	20～30
钙	毫克（mg）	800
铁	毫克（mg）	15
磷	毫克（mg）	1 200
锌	毫克（mg）	15
硒	微克（μg）	50
碘	微克（μg）	150
视黄醇当量	微克（μg）	1 000
维生素 D	微克（μg）	10
维生素 E	微克（μg）	12
硫胺素	毫克（mg）	2
核黄素	毫克（mg）	2
烟酸	毫克（mg）	20
吡哆醇	毫克（mg）	2
抗坏血酸	毫克（mg）	100～150

注：* 为脂肪能量占总能量的百分比。

读书笔记 △△△

表 8-2　空勤人员膳食结构

食物种类	每日供应能量（克／人）
粮食	400～500
畜肉（瘦）	130
禽肉	100
水产品	150
一等内脏	50
乳类	250
豆类	100
蛋类	60
蔬菜类	500（叶菜、花菜大于 1/2）
水果类	500
食糖	80
菌藻类	10～15

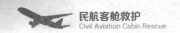

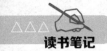

续表

食物种类	每日供应能量（克／人）
干硬果类	15
植物油	50
饮料类	10%*
调料类	5%*（食盐小于 10 克）
复合维生素丸	1 粒

注：* 为全日伙食中的百分比。

（6）空勤人员的膳食制度。足够数量和一定比例的营养素是保证空勤人员营养的前提，但合理的膳食制度也是必不可少的。空勤人员合理的膳食制度包括以下几项内容：

1）不飞行日实行三餐制，飞行日实行四餐制。

2）进餐时间：早餐应在飞行前 1～1.5 小时进餐；午餐由于较为丰盛，应在飞行前 2 小时进餐；飞行时间在 4～5 小时以上应加餐，加餐的原则是少而精。夜间飞行时，晚餐蛋白质含量不宜过高，以免增加神经系统的兴奋性而影响晚上的睡眠。

3）禁止空腹和饭后立即飞行。因为大脑中的能量储备很少，其能量的消耗完全靠血糖来补充，所以大脑对低血糖特别敏感，而空腹常常是导致低血糖的原因。饭后立即飞行可导致疲劳、嗜睡和智力下降，从而影响飞行效率和飞行耐力。

4）禁止飞行日饮酒。空勤人员饮酒后 8 小时以内不准参加飞行，按照《中国民用航空航空卫生工作规则》规定执行。

二、空勤人员的治疗性膳食

1. 高蛋白饮食

高蛋白饮食适用于营养不良、贫血、结核病、烧伤、肝炎恢复期、手术前后及孕妇、乳母等生理蛋白需要量增加者。

对膳食的要求有以下四个方面：

（1）每日膳食蛋白质的供应量应比正常膳食增加 20～30 克，可按 1.5～2 克／千克（体重）／日计算。

（2）必须保持充足的热量供应。

（3）膳食中应有 50% 以上的蛋白质为优质蛋白质。

（4）如果患者的食欲较好，可在正餐中增加蛋、鱼、肉等副食；如果患者的食欲较差，可在两餐之间增加牛奶、豆奶、蛋类或高蛋白食物冲剂。

2．低蛋白饮食

低蛋白饮食适用于急性肾炎、肾功能衰竭、慢性肝硬化、肝昏迷前期、肝昏迷。对膳食的要求有以下五个方面：

（1）每日膳食蛋白质总量控制在 40 克以下。

（2）肾功能衰竭患者的蛋白质供应量应根据其内生肌酐清除率、血肌酐、尿肌酐及尿素氮等水平进行调整。

（3）少用动物性食物和豆类食品，每日热量来源应以碳水化合物为主。

（4）多用新鲜水果、蔬菜。

（5）不用刺激性调味品和添加剂。

3．低盐饮食

低盐饮食适用于高血压、心力衰竭、急性肾炎、慢性肾炎、肾功能衰竭、肝硬化腹水、妊娠毒血症及各种原因所致的水钠滞留。

对膳食的要求有以下两个方面：

（1）禁用一切盐腌制品，根据病情，可使用少量食盐或钾盐酱油以改善食欲。

（2）可用糖、醋等调味品改善口味。

4．低脂饮食

低脂饮食适用于冠心病、高脂血症、胆囊炎、胆道疾患、肝胰疾患，以及腹泻患者。对膳食的要求有以下四个方面：

（1）每日膳食脂肪控制在 50 克以内，但胆、胰疾病患者控制在 40 克以内。

（2）不用动物性油脂多的食品做膳食原料，不食用含油脂多的糕点、奶油和油炸食品。

（3）瘦猪肉、羊肉，每日用量控制在 200 克以内。

（4）烹饪方法可选用蒸、炖、煮、卤等，少用油脂。

5．低胆固醇饮食

低胆固醇饮食适用于冠心病、高胆固醇血症、胆囊炎、胆石症、肾综合征等病人。对膳食的要求有以下五个方面：

（1）每日膳食中胆固醇的含量控制在 300 克以内。

（2）少用动物内脏、脑、鱿鱼、墨鱼和蛋黄等胆固醇含量高的食材做膳食原料。

（3）不用动物类脂肪来烹饪食物，可选用豆油、茶油等不饱和脂肪酸含量高的油脂来烹饪食物。

（4）少食瘦肉，可饮用牛奶，以脱脂奶和酸奶为好。

（5）多选用大豆、香菇和木耳等降脂食品。

6．高纤维素饮食

高纤维素饮食适用于减肥，排毒刮脂，具有预防结肠癌、直肠癌，以及治疗便秘等功效，能够起到预防高血压、心脏病的作用，有助于糖尿病

读书笔记

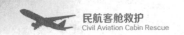

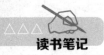

患者控制血糖。对膳食的要求有以下两个方面：

（1）膳食原料宜多采用含纤维素丰富的食物。

（2）应当适量选用麦麸、谷物及麦片等纤维素含量较高的粗粮作为食物。

7．少渣饮食

少渣饮食适用于伤寒、肠炎、痢疾、肛门肿瘤、胃肠道手术前后、食道静脉曲张、溃疡性结肠炎等。对膳食的要求有以下三个方面：

（1）少渣的肉汤、排骨汤、菜汤及米汤。

（2）少渣的赤豆或绿豆汤；各种菜汁、果汁。

（3）牛奶、豆浆及稀薄的藕粉等。

单元三　空勤人员心理健康保障

心理健康是指在身体、智能及情感上，在与他人的心理健康不相矛盾的范围内，将个人心境发展成最佳的状态。心理健康水平的评估包括十个选项，即心理活动强度、心理活动耐受力、周期节律性、意识水平、暗示性、康复能力、心理自控力、自信心、社会交往、环境适应能力及区分心理正常与异常的心理学原则。

职场小贴士 ///

根据心理学对心理活动的定义："心理是客观现实的反映，是脑的机能"，理解心理正常与异常应从心理活动本身的特点去考虑。区分心理正常与异常主要包括以下三条心理学原则：

（1）主观世界与客观世界的统一性原则。

（2）心理活动的内在一致性原则。

（3）人格的相对稳定性原则。

一、心理障碍

心理障碍是指一个人由于生理、心理或社会原因而导致各种异常的心理过程、人格特征的异常行为方式，是一个人表现为没有能力按照社会认可的适宜方式行动，以致其行为的后果对本人和社会都不适应。

心理障碍的表现形式多种多样，大致可以把它们分为认知功能障碍、情感障碍、意志行为障碍、人格障碍和性心理障碍几大类。

1. 心理障碍的临床表现

（1）轻度的心理异常。轻度的心理异常包括神经衰弱、癔症、焦虑症、强迫症、恐惧症、疑病症、抑郁症。

（2）严重的心理异常。严重的心理异常包括精神分裂症、躁狂抑郁性精神病、偏执性精神病、反应性精神病、病态人格和性变态。

（3）心身障碍。躯体疾病伴发的精神障碍包括肝、肺、心、肾、血液等内脏疾病，内分泌疾病，胶原性疾病，代谢营养病，产后精神障碍和周期性精神病，以及各种心身疾病（如高血压、冠心病、溃疡病、支气管哮喘等）所引起的心理异常。

（4）大脑疾患和躯体缺陷时的心理异常。大脑疾患和躯体缺陷时的心理异常包括中毒性精神病、感染性精神病、脑器质性精神病、颅内感染所伴发的精神障碍、颅内肿瘤所伴发的精神障碍、脑血管病伴发的精神障碍、颅脑损伤伴发的精神障碍、癫痫伴发的精神障碍、锥体外系统疾病和脱髓鞘疾病的精神障碍、老年性精神病、精神发育不全，以及由聋、哑、盲、跛等躯体缺陷引发的心理异常。

（5）特殊条件下的心理异常。特殊条件下的心理异常包括因某些药物、致幻剂引起的心理异常，特殊环境（航天、航海、潜水、高山等）引起的心理异常，催眠状态或某些特殊意识状态下的心理异常等。

2. 心理防御机制

心理防御机制是自我调和与本我、超我之间的关系，适应复杂的外界环境，保持心理平衡的手段。当以上因素超出了自我的适应能力，引发强烈焦虑和罪恶感时，将会无意识地激活一系列的防御机制来保护自我。防御机制有利于维持正常心理健康状态，但发展到过度，也会引起心理病理状态。

常见的心理自我保护机制有潜抑、合理化（文饰法）、仿同、投射、反向作用、躯体化、冒换、幻想、补偿和升华。

二、心理冲突

心理冲突是两种或两种以上不同方向的动机、欲望、目标和反应同时出现，由于莫衷一是而引起的紧张情绪，是心理不平衡的重要原因。人类大多数的行为都是意志行为，即是有目的的行为。有时候在同一时间内，人们会有多种需要或者满足需要的愿望，从而产生多种目的，如果这些愿望和目的互不相容，就会造成心理冲突。

1. 心理冲突的常见表现形式

（1）感到控制不住自己的情绪和思想，同时又觉得非控制住不可。

（2）感到持续的精神（或心情）紧张而无法使自己放松。

（3）经常后悔，却悔而不改，总是重复同一水平或同类性质的错误。

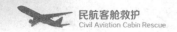

（4）用绝对化的好坏观点来看待自己或者别人。

（5）没有明确的目标，却绝不甘心原地挣扎。

（6）模糊而强烈的委屈感。

（7）完美主义，自我苛求，结果只能是自我挫败，深刻的自我不满，持续的自我折磨。

（8）对别人有高度的依赖，同时很容易对别人心怀不满和记恨，甚至表现出公开的敌意和攻击性。

（9）性的心理冲突。

（10）常有自己实现预言。例如，预言今晚将失眠；预言考试将失败等。

拓展阅读

心理冲突的种类

（1）双趋冲突。双趋冲突是指在两个具有差不多等同吸引力的正价的目的物（两个有利无害的目标）之间做出选择时，所发生的心理冲突。例如，一位飞行员同时收到两家航空公司具有同等吸引力的工作邀请，对其中一家的选择，意味着对另一家的拒绝，于是，这位飞行员处于一种犹豫不决的冲突状态，而这种冲突的平衡是不稳定的。当向一目标移动时，便出现一种目标梯度效应，这时，较近目标的吸引力增强，而远离目标的吸引力下降，人的心理处于一种不平衡状态，会迅速被吸引到趋向较近的目标。双趋冲突对人的心理扰乱作用的大小，取决于两个目标对当事人吸引力的大小和做出选择所需要的时间长短。两个目标的吸引力越大，选择所花的时间越多，对当事人的影响便越大。

（2）双避冲突。双避冲突是指必须在希望回避的两种事物间回避一种事物时的心理矛盾和冲突。生活中人们常用"前怕狼，后怕虎"来形容这种现象。这是一种既趋向又回避的心理状态，比较复杂。趋向的动机和回避的动机接近平衡，难以选择。如果吸引力大于应回避的力量，就趋向；反之，则回避。

（3）趋避冲突是指既想达到某个目标又不想付出某种代价，而两者又不能同时实现，因而内心产生矛盾的情况。趋避冲突在一定程度上还可发展成双重趋避式冲突。双重趋避式冲突是指如果有多个目标，每个目标对自己都有利也都有弊，反复权衡拿不定主意时的矛盾心情。趋避冲突是最平常的心理冲突。人的一生中有许多目标往往是一方面令人向往，而另一方面却又需要人们为之付出一定的代价或者需要冒一定的风险。当人们距离目标还很遥远时，往往容易看到目标诱人的一面，而忽略或低估其危险性和自己必须为之付出的代价，这就促使人们怀着信心去追逐目标。但是，随着目标的接近，人们也会感到为实现这一目标所付出的代价越来越大，或者危险性越来越明显，此时远离目标的倾向将迅速发展，不少人会因此而退缩，最终放弃对目标的追求。例如，很多在校学生片面地看到空勤人员工资福利较好，便决定从事该行业。但走上工作岗位后，发现空勤人员的工作枯燥、辛苦，与自己的预期差异巨大，于是不久便放弃了该工作。

2. 心理冲突的解决

（1）双趋冲突的解决。一般来说，双趋冲突不难解决，只要稍稍增大一个目标的合意程度（把它想象得更好些），便会使当事人趋向这一目标，从而使冲突得以解决。随着我国航空运输市场竞争的不断加剧，飞行员短缺的矛盾越来越突出。一些航空公司为了吸引有一定飞行经验的飞行员，往往开出优厚的待遇吸引飞行员，导致原公司向违约飞行员开出天价违约赔偿金。这便是双趋冲突在航空运输市场中的具体表现。

（2）双避冲突的解决。随着在时间上或空间上一步步地靠近某一结果，人们就越能看到它不好的一面，越怕接受它，这时躲避这个结果的愿望也就越强烈。一般来说，双避冲突比双趋冲突对人的健康危害更大，也更难以解决。双避冲突的解决有赖于其他外界因素的出现。

（3）趋避冲突的解决。趋避冲突的解决办法主要如下：

1）改变认知评价。多想目标美好的一面，从而使趋的倾向压倒避的倾向；或者多考虑实现目标的困难，使避的倾向压倒趋的倾向。

2）利用酒精或者服用某些药物等方法来降低或削弱避的倾向。人们常用饮酒来壮胆就是这一解决方案的具体体现。

3）将目标转向与原目标类似的另一目标。

读书笔记

职场小贴士

在日常生活中，心理冲突常见而又难以避免，常常发生于两种及以上不同方向的动机并存时。现实生活中的心理冲突是十分复杂的，往往同时包含上述四种基本心理冲突。心理冲突若不能获得解决，便会造成挫折和心理应激，从而影响人们的健康。人们只有正确认识这些心理冲突，在日常生活中逐步培养应对这些心理冲突的意志和能力，并学会通过寻求帮助来解决各种心理冲突，才能保持自己的身心健康。

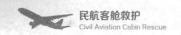

三、心理应激

心理应激是指有机体在某种环境刺激作用下，由于客观要求和应付能力不平衡所产生的一种适应环境的紧张反应状态。

1. 空勤人员常见应激源

引起全身性适应综合征或局部性适应综合征的各种因素统称为应激源。空勤人员常见的应激源包括以下几项：

（1）局部物质环境。外部物质环境包括自然的和人为的两类因素。属于自然环境变化的因素有寒冷、酷热、潮湿、强光、雷电、气压等，可以引起冻伤、中暑等反应；属于人为的因素有大气、水、食物、射线、噪声等方面的污染等，严重时可引起疾病甚至残废。

（2）个体的内环境。内、外环境的区分是人为的。个体内环境的许多问题常来自外环境，如营养缺乏、感觉剥夺、刺激过量等。肌体内部各种必要物质的产生和平衡失调，如内分泌激素增加、酶和血液成分的改变，既可以是应激源，也可以是应激反应的一部分。包括各种理化和生物学刺激物，如航空噪声、航空振动、加速度、宇宙辐射、高空缺氧、航空毒物和药物；生理、病理性应激源，如睡眠障碍、低血糖及各种疾病等。

（3）心理社会因素。大量事实说明，心理社会因素可以引起全身性适应综合征，具有应激性。如对不幸的预期、心理冲突和挫折情境、各种考试、上下级或同事之间关系紧张、结婚、夫妻生活不和谐、离婚、亲人生病或死亡、子女升学或就业等，尤其亲人的离丧常常是更加令人注意的应激源，因为在悲伤过程中往往产生明显的躯体症状。

（4）职业性应激源。例如，飞行活动需要长时间的注意力集中，以便随时对变化的空中、地面及座舱内的信息进行分析、判断，即由于空勤人员精神高度紧张导致的飞行疲劳；自西向东的跨一定时区的长途飞行所导致的时差效应；由于航空技术日新月异，空勤人员转升机型在所难免，但由于过去已经形成的飞行技能可能对新技能的形成起阻碍作用（技能的负迁移）而导致的学习困难；空中突发事件，如无线电通信障碍、迷航、发动机突然停止、降落时起落架卡阻、两机危险接近或与其他飞行物相撞等；同事的飞行事故；由于医学条件、年龄或技术等原因停飞等。

当应激源作用于个体时，个体会根据已有的知识和经验进行判断，如果认为自己不能对这个应激源的要求做出适当的反应，并进而认为这将会给自己带来不良的后果时，便会进入应激状态，由此而产生一系列生理和心理的不适应性反应。

2. 空勤人员心理应激反应

（1）飞行应激障碍。飞行应激障碍是指在飞行活动中，突然出现的应激源可能降低空勤人员的活动水平，使其注意范围狭窄、行为刻板，表现出对应激源的无能为力。飞行应激障碍常常表现在以下几个方面：

1）认知能力的改变：如注意的范围越来越窄；对本已掌握的飞行技术表现出遗忘；思维缓慢，甚至发呆；对各种仪表信息的综合能力越来越低；有意识地忽略一些自认为不太重要的工作以适应过重的工作负荷等。

　　2）行为反应：如飞行中的错、忘、漏动作增多；肌肉紧张、震颤甚至僵硬，导致动作粗猛或不协调等。

　　3）飞行恐惧症：属于神经症的一种，表现为对飞行职业的极度恐惧。

　　（2）心理应激对健康的影响。心理应激对健康的影响如下：

　　1）适度的心理应激对人的健康和功能活动有促进作用。

　　①适当的应激经历是人心理和身体得以健康发展的必要条件。

　　②适当的应激又是维持人正常的心理和生理功能的必要条件。

　　2）持续的、超过人的应对能力的心理应激会损害人的健康。心理应激对健康的消极影响主要表现在以下三个方面：

　　①心理应激可以致病。

　　②心理应激可以加重已有的疾病或使这些疾病复发。

　　③心理应激可以导致对疾病的易感状态。

　　（3）时差效应。人们在某一时区内长期生活，逐渐形成了人体的生理节律与当地昼夜交替节律的同步化，即似昼夜节律。人体内大约有 100 种机能活动都具有这种似昼夜节律。在形成这种似昼夜节律活动之后，人在睡眠、觉醒、体温、泌尿、饮食等方面表现出周期性节律或习惯，出现工作能力和睡眠状态的正常交替，以适应昼夜变化。虽然早在二百多年以前人们就已经发现了这种现象，但是，直到喷气式飞机出现后，人们才真正面临时间差带来的健康问题。由于似昼夜节律的相对稳定性，跨子午线或快速跨越若干个时区飞行，即可造成体内的似昼夜节律系统与环境时间系统之间失去平日的同步关系，称为时差。由时差所引起的警觉水平及工作能力下降、睡眠异常及其他身心不适，称为时差效应。时差效应的主要表现为头痛、头昏、头胀、失眠多梦、记忆力减退、注意力不集中、情绪不稳、食欲不振及全身不适。其特点是，主诉多而客观体征少，检查不出相应器质性病变。据统计，迅速跨越若干个时区的人员中 25%～30% 容易调整，主观无不适或仅有轻微不适；25%～30% 不能调整，症状严重。因此，需要对症状严重者进行调整和治疗，以恢复正常生理节律。

　　时差效应的机理可能是大脑长期处于紧张状态，兴奋和抑制平衡被破坏，导致脏腑功能失调。时差效应实质上不是病，而是在新环境下出现的"偏态"，但是它对肌体的健康影响还是存在的。有研究指出，长期处于时差效应者，脑的颞叶会出现萎缩现象，将影响短暂记忆和抽象认知功能。

　　治疗时差效应的关键是，使患者睡眠安好，睡眠好了，其他相应症状也会随之缓解乃至消失。在跨越子午线长距离的飞行中，应尽量争取睡眠以减少时差效应，要少食高脂肪食品和酒精类饮料。通过适应训练可以减轻或消除时差效应。如果自东向西飞行，可以每天延迟 1 个小时睡觉，并

读书笔记

延迟 1 个小时起床；如果自西向东飞行，可以每天提前 1 个小时睡觉，并提前 1 个小时起床。一般来说，跨越 1 个时区 1 天即可适应；将要跨越几个时区，就要提前几天进行这种适应训练，使自己体内的生物钟节律提前与目的地的似昼夜节律相适应。

四、心理诊断

心理诊断又称心理评估，是指在一定条件下对个体的行为或与具体刺激相关的反应进行系统的观察和记录，以收集与个体心理行为相关的资料，再依据心理学原理，采用间接手段，对人的心理品质和心理健康水平做出鉴定的过程。

1. 心理诊断的程序

（1）收集资料。

（2）选择诊断的方法。

（3）诊断。

2. 心理诊断的方法

（1）心理会谈法。

（2）行为观察法。

（3）心理测量法。

五、心理咨询

心理咨询是心理学的一个分支，主要在心理方面给予来访者以帮助、劝告、指导等。因此，心理咨询是通过语言、文字等媒介，给来访者以帮助、启迪和教育的过程。通过心理咨询，可以使来访者的认知、情感和态度发生变化，找出来访者存在问题的根源和内在的积极因素，解决来访者在学习、工作、生活、疾病和康复等各方面出现的心理问题，从而使他们能够更好地适应环境，保持身心的健康、和谐。

1. 心理咨询的形式

（1）网上咨询。网上咨询的优点、缺点见表 8-3。

表 8-3　网上咨询的优点、缺点

项目	内容
优点	1.网上咨询可以很好地保护隐私，让患者没有后顾之忧地说出自己的伤痛。 2.心理咨询师可以较客观地分析患者的问题。 3.进行网上咨询，患者在时间和工作上基本不受影响。 4.网上咨询可以让一般性的心理问题和生活困惑及时得到帮助。 5.网上咨询吸收了电话咨询、信件咨询的优点，而最大的特色就是互动性

续表

项目	内容
缺点	1.求助者有可能采取试探性的态度，对自己的咨询不够认真。 2.有些问题是生活的"正常现象"，网络咨询可能把本不是问题的问题变成问题。 3.网上咨询确实相对于面对面的咨询缺少肢体语言的表述。这容易让咨询者有种失落感。 4.咨询者需要有一定的悟性。 5.直接的干预性较差，需要辅助以电话、语音聊天等咨询形式。 6.网络咨询容易使重症状咨询者过分依赖咨询师，而放弃现实就医的机会

（2）电话咨询。电话咨询是利用通信方式对咨询者给予忠告、劝慰或对知情人进行危机处置指导的一种咨询形式。这种咨询形式一般用于紧急情况的处理。在国外，目前已有许多国家设置了电话咨询的专用线路，用于心理危机的紧急干预和预防自杀。电话咨询对具有心理危机或自杀意念的人可以起到缓冲、防范和指导的作用。

（3）通信咨询。通信咨询的优点、缺点见表8-4。

表8-4　通信咨询的优点、缺点

项目	内容
优点	1.不受居住条件限制，资讯者能随时通过信件诉说自己的苦恼或愿望； 2.咨询机构在选择专家答疑解难时可有较大的回旋余地； 3.对于那些不善口头表达或较为拘谨的咨询者来说，通信咨询的优点更是显而易见
缺点	1.通信咨询的效果受咨询者的书面表达能力、理解能力和个性特点的影响； 2.通信咨询还具有往返周期长、咨询双方的非言语交流受到限制、咨询帮助浮于表面和不够灵活等缺点

读书笔记

（4）出访咨询。心理咨询师到咨询者觉得安全满意的约定场所，或学校、工厂现场观察与调查，找出问题，提供心理服务。

（5）门诊咨询。门诊咨询可以让咨询双方都得到最真切的接触，心理咨询师更容易观察和深入咨询者的内心世界，因而可做出更准确的心理诊断和更有效的心理治疗。同时，这种形式还具有使用各种心理测验工具的便利，其室内环境更有利于保障来访者的权利和隐私。

2. 心理咨询的适用对象

心理咨询的对象很广，适应证也很多，但在医学心理学领域，心理咨询的对象主要有以下十个方面：

（1）焦虑障碍。

（2）抑郁障碍。

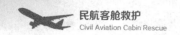

（3）睡眠障碍。

（4）慢性疼痛。

（5）无器质性证据、不明原因的躯体症状。

（6）神经性厌食和贪食。

（7）性心理障碍。

（8）学习障碍。

（9）躯体疾病伴发心理反应。

（10）人格障碍和适应不良。

六、心理治疗

心理治疗又称精神治疗，是指医务人员运用心理学的理论和技术，通过自身的语言、表情与举止行为，并结合其他特殊手段来改变病人的认知活动、情绪障碍和异常行为的一种治疗方法。

常见的心理治疗方法有精神分析疗法、催眠与暗示疗法、生物反馈疗法、森田疗法和音乐疗法几种。

单元四　空勤人员体检合格医学标准

一、一般条件

无下列影响安全履行职责或因履行职责而加重的疾病或功能障碍：

（1）先天性或后天获得性功能及形态异常。

（2）可能导致失能的活动性、隐匿性、急性或慢性疾病。

（3）创伤、损伤或手术后遗症。

（4）使用处方或非处方药物对身体造成的不良影响。

（5）恶性肿瘤。

（6）可能导致失能的良性占位性病变。

（7）心脏、肝脏、肾脏等器官移植。

二、精神科

无下列影响安全履行职责的精神疾病的明确病史或临床诊断：

（1）器质性（包括症状性）精神障碍。

（2）使用或依赖鸦片、海洛因、甲基苯丙胺（冰毒）、吗啡、大麻、可卡因，以及国家规定管制的其他能够使人形成瘾癖的麻醉药品和精神药品。

（3）酒精滥用或依赖。

（4）精神分裂症、分裂型及妄想性障碍。

（5）心境（情感性）障碍。

（6）神经症性、应激性及躯体形式障碍。

（7）伴有生理障碍及躯体因素的行为综合征。

（8）成人的人格与行为障碍。

（9）精神发育迟缓。

（10）心理发育障碍。

（11）通常起病于儿童及少年期的行为与情绪障碍。

（12）未特定的精神障碍。

三、神经系统

无下列神经系统疾病的明确病史或临床诊断：

（1）癫痫。

（2）原因不明或难以预防的意识障碍。

（3）可能影响安全履行职责的脑血管疾病、颅脑损伤及其并发症或其他神经系统疾病。

四、循环系统

无下列循环系统疾病的明确病史或临床诊断：

（1）冠心病。

（2）严重的心律失常。

（3）严重的心脏瓣膜疾病或心脏瓣膜置换。

（4）永久性心脏起搏器植入。

（5）收缩压持续高于 155 mmHg，舒张压持续高于 95 mmHg，或伴有症状的低血压。

（6）其他可能影响安全履行职责的循环系统疾病。

五、呼吸系统

无下列呼吸系统疾病或功能障碍：

（1）活动性肺结核。

（2）可能影响安全履行职责的气胸。

（3）胸部纵隔或胸膜的活动性疾病。

（4）影响呼吸功能的胸壁疾病、畸形或胸部手术后遗症。

（5）可能影响安全履行职责的慢性阻塞性肺疾病或哮喘。

读书笔记

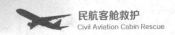

（6）其他可能影响安全履行职责的呼吸系统疾病或手术后遗症。

六、消化系统

无下列消化系统疾病或临床诊断：

（1）肝硬化。

（2）可能导致失能的疝。

（3）消化性溃疡及其并发症。

（4）胆道系统结石。

（5）其他可能影响安全履行职责的消化系统疾病或手术后遗症。

七、无传染病

下列传染病或临床诊断：

（1）病毒性肝炎。

（2）梅毒。

（3）获得性免疫缺陷综合征（AIDS）。

（4）人类免疫缺陷病毒（HIV）阳性。

（5）其他可能影响安全履行职责的传染性疾病。

八、代谢、免疫和内分泌系统

无下列代谢、免疫和内分泌系统疾病：

（1）使用胰岛素控制的糖尿病。

（2）使用可能影响安全履行职责的药物控制的糖尿病。

（3）其他可能影响安全履行职责的代谢、免疫和内分泌系统疾病。

九、血液系统

无严重的脾脏肿大及其他可能影响安全履行职责的血液系统疾病。

十、泌尿生殖系统

无下列泌尿生殖系统疾病或临床诊断：

（1）可能导致失能的泌尿系统结石。

（2）其他可能影响安全履行职责的泌尿生殖系统疾病、妇科疾病及手术后遗症或功能障碍。

十一、妊娠

申请人妊娠期内不合格。

十二、骨骼、肌肉系统

无可能影响安全履行职责的骨骼、关节、肌肉或肌腱的疾病、损伤、手术后遗症及功能障碍；其身高、臂长、腿长和肌力应当满足履行职责的需要。

十三、皮肤及其附属器

无可能影响安全履行职责的皮肤及其附属器的疾病。

十四、耳、鼻、咽、喉及口腔

无下列耳、鼻、咽、喉、口腔疾病或功能障碍：
（1）难以治愈的耳气压功能不良。
（2）前庭功能障碍。
（3）可能影响安全履行职责的言语功能障碍。
（4）可能影响安全履行职责的阻塞性睡眠呼吸暂停低通气综合征。
（5）其他可能影响安全履行职责的耳、鼻、咽、喉、口腔疾病或功能障碍。

读书笔记

十五、听力

进行纯音听力计检查时，每耳在 500、1 000 和 2 000 赫兹（Hz）的任一频率上的听力损失不超过 35 分贝（dB）；在 3 000 赫兹（Hz）频率上的听力损失不超过 50 分贝 （dB）。如果申请人的听力损失超过上述值，应当同时满足下列条件方可合格：
（1）在飞机驾驶舱噪声环境中（或模拟条件下）每耳能够听清谈话、通话和信标台信号声。
（2）在安静室中背向检查人 2 米处，双耳能够听清通常强度的谈话声。

十六、眼及其附属器

无下列可能影响安全履行职责的眼及其附属器的疾病或功能障碍：

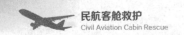

（1）视野异常。

（2）色觉异常。

（3）夜盲。

（4）双眼视功能异常。

（5）其他可能影响安全履行职责的眼及其附属器的疾病、手术或创伤后遗症。

十七、远视力

（1）每眼矫正或未矫正的远视力应当达到 0.7 或以上，双眼远视力应当达到 1.0 或以上。对未矫正视力和屈光度无限制。如果仅在使用矫正镜时才能达到以上规定，应当同时满足下列条件方可合格：

1）在履行职责时，必须佩戴矫正镜。

2）在履行职责期间，备有一副随时可取用的、与所佩戴矫正镜度数相同的备份矫镜。

（2）为满足本条第（1）款的要求，申请人可以使用接触镜，但应当同时满足下列条件：

1）接触镜的镜片是单焦点、无色的。

2）镜片佩戴舒适。

3）在履行职责期间，应当备有一副随时可取用的、与所佩戴矫正镜度数相同的备份普通矫正镜。

（3）屈光不正度数高的，必须使用接触镜或高性能普通眼镜。

（4）任何一眼未矫正远视力低于 0.1，必须对眼及其附属器进行全面检查。

（5）任何一眼有影响安全履行职责的改变眼屈光状态的手术后遗症不合格。

十八、近视力

每眼矫正或未矫正的近视力在 30 ～ 50 厘米的距离范围内应当达到 0.5 或以上，在 100 厘米的距离应当达到 0.25 或以上。如果仅在使用矫正镜时才能达到以上规定，应当同时满足下列条件时方可合格：

（1）在履行职责时，应当备有一副随时可取用的矫正镜。

（2）矫正镜必须能同时满足第十七条和本条的视力要求，不得使用单一矫正近视力的矫正镜。

航空飞行对人体消化与代谢机能的影响

飞行中高空氧气较地面减少或缺乏，直接影响消化腺的正常分泌。高空飞行可能会遇到缺氧、低气压、加速度、振动、噪声、辐射、高温、低温和精神紧张等各种情况。这些情况能引起消化机能降低与各种营养素代谢发生变化，以及引起胃肠功能紊乱，其中缺氧的影响最大。

（1）飞行活动对人体消化的影响。在缺氧的作用下，随着中枢神经机能障碍程度的加深，出现消化腺的分泌减少，胃肠运动机能就会失调；飞行中的加速度和振动能引起胃肠功能失调。飞行中的紧张和情绪变化也会影响到植物神经的机能，引起胃肠道功能紊乱等。总之飞行活动中各种负荷因素均有可能引起胃肠道功能紊乱。

1）缺氧对食欲的影响。缺氧会影响人对食物的消化和吸收，带来味觉的改变，降低人的食欲。轻度缺氧可导致味觉异常，此时表现为口中无味、吃饭不香、喜吃酸甜食品等，如酸甜饮料、水果等，但食量往往没有大的减退；严重缺氧时，食欲明显受到影响，此时感觉厌油、口苦等。在供应航空食品时应注意以上特点。

2）缺氧对唾液腺分泌的影响。唾液腺的分泌主要是神经反射性分泌。在氧气不足时，唾液的分泌受到抑制，分泌量减少，唾液的成分就会发生改变，影响消化吸收。

3）缺氧对胃腺的影响。胃腺分泌也同样受到神经反射性影响，继而引起神经体液性分泌，缺氧可抑制胃腺的分泌，使胃液的成分发生改变。此抑制与改变可因缺氧程度和刺激物的不同和个体差异而有不同。因此，空勤人员在飞行前或飞行中应供给低脂食物。

4）缺氧对肠腺和胰腺的影响。神经对肠腺和胰腺的控制力较弱，只有缺氧较严重时，肠腺和胰腺对食物的选择性分泌较差，正常情况下，食物中蛋白质多时，分泌蛋白酶多；食物中糖多时，则分泌淀粉酶多，而在缺氧严重时两者均不增加。

5）缺氧对胃肠运动机能的影响。缺氧可以引起胃排空时间延长。胃的周期收缩因缺氧受到抑制后往往发生急性消化不良症状，表现为食欲不振、恶心、厌食，甚至出现因胃的反逆蠕动现象而产生的剧烈呕吐。

读书笔记 △△△

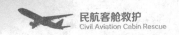

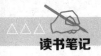

因此，空勤人员必须遵守膳食制度，忌在飞行前暴饮暴食。

（2）航空飞行对营养代谢的影响。航空飞行时营养代谢的影响主要包括以下几个方面：

1）飞行活动对热能代谢的影响。飞行中的紧张状态、加速度、振动及环境温度急剧变化，都会使氧耗量和能量代谢增加。

2）飞行活动对蛋白质代谢的影响。缺氧对蛋白质代谢在量的方面影响不大，但在质的方面有较大的影响，特别是某些氨基酸的代谢过程会发生明显的障碍，如组氨酸、精氨酸等，导致其中间产物在体内积聚，从而影响飞行耐力。

3）飞行活动对脂肪代谢的影响。无论是血脂含量的平均值，还是血脂的超标人数比例，空勤人员都明显高于地面人员，说明飞行活动对脂肪代谢有较大影响。

4）飞行活动对血中胆固醇的影响。缺氧和长时间紧张飞行时，可引起血中胆固醇含量增加。

5）飞行活动对血脂水平的影响。受高负荷工作和特殊膳食结构的影响，空勤人员的血脂含量高于地面工作人员。

6）飞行活动对维生素的影响。飞行环境中的低气压、缺氧、噪声、振动及精神紧张等因素，可以使维生素的代谢增加，长期处于飞行环境容易引起人体维生素缺乏。维生素的含量是必要的。

7）飞行活动对无机盐代谢的影响。虽然高空环境对人体无机盐的代谢速度无重大影响，若长期处于飞行环境中，血和尿中的某些矿物质成分仍会发生一些改变，表现为血中钾含量增高和血及尿中钠含量减少。

小 结

本模块主要介绍了空勤人员卫生保健知识。航空卫生保健是为了帮助空勤人员维护自身健康展开的，包括卫生保障，膳食营养保障、心理健康保障等。空勤人员需要体检合格才能实施飞行，否则会对身体健康造成损害，甚至会对飞行安全构成严重的威胁。因此，空勤人员卫生保健也是空勤人员需要熟知和掌握的一项重要内容。

课后实训

1．实训项目

空勤人员营养状况调查。

2．实训内容

学生根据本项目的学习，对空勤人员营养状况进行调查分析，并提出合理的膳食改进意见。

_____

_____

_____

_____

_____

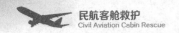
参 考 文 献

［1］王利艳.民航客舱救护［M］.北京：中国民航出版社，2015.

［2］易瑜，何蔓莉.空乘服务质量管理［M］.北京：清华大学出版社，2019.

［3］姚红光，李程.航空卫生保健与急救（第4版）［M］.北京：旅游教育出版社，2016.

［4］何蔓莉，陈淑英.航空卫生保健与急救［M］.北京：清华大学出版社，2019.

［5］汤黎，何梅.客舱安全管理与应急处置［M］.北京：国防工业出版社，2016.

［6］薛佳秋.民航客舱应急［M］.北京：中国民航出版社，2016.

［7］刘平.航空救护［M］.成都：西南交通大学出版社，2013.

［8］于莉.空乘实务教程［M］.北京：中国标准出版社，2014.